专病中西医结合诊疗丛书

肝纤维化中西医结合诊疗的临床实践

施维群 裘云庆 蔡 敏 主编

科学出版社

北京

内 容 简 介

　　肝纤维化作为肝硬化前的一个病理必经阶段,其延缓和逆转对于慢性肝病的转归极其重要。本书从肝纤维化的定义和流行病学开始阐述,从现代医学和中医学角度去探讨和论述肝纤维化的病因和发病机制,详尽介绍肝纤维化的诊断,包括临床表现、血清学、影像学、病理学诊断和鉴别诊断。在肝纤维化治疗方面,本书集中医的传统煎剂、中成药、外治法等,以及西医的治疗原则、治疗策略、治疗方法于一体,形成了鲜明的中西医结合治疗特色,所涉及的心理治疗内容,也成为治疗的一个亮点。本书在肝纤维化预防方面,既有古人的经验,也有现代医学的研究作为指导。最后从基础到临床,对肝纤维化的中西医结合研究进展进行了展望。

　　本书可供中医、西医肝病及相关领域的临床医生阅读参考。

图书在版编目(CIP)数据

　　肝纤维化中西医结合诊疗的临床实践 / 施维群,裘云庆,蔡敏主编.—北京:科学出版社,2019.10
　　(专病中西医结合诊疗丛书)
　　ISBN 978-7-03-061354-7

　　Ⅰ. ①肝… Ⅱ. ①施…②裘…③蔡… Ⅲ. ①肝纤维化-中西医结合疗法 Ⅳ. ①R575.2

　　中国版本图书馆 CIP 数据核字(2019)第 107542 号

责任编辑:陆纯燕 / 责任校对:谭宏宇
责任印制:黄晓鸣 / 封面设计:殷 靓

科学出版社 出版
北京东黄城根北街 16 号
邮政编码:100717
http://www.sciencep.com

南京展望文化发展有限公司排版
上海春秋印刷厂印刷
科学出版社发行　各地新华书店经销

*

2019 年 10 月第 一 版　开本:787×1092　1/16
2019 年 10 月第一次印刷　印张:9 1/4
字数:192 000

定价:65.00 元
(如有印装质量问题,我社负责调换)

《肝纤维化中西医结合诊疗的临床实践》
编辑委员会

刘序

　　肝纤维化是慢性肝病向肝硬化发展必经的病理过程,阻断肝纤维化形成和发展对防治肝硬化具有重要意义。近年来,国内外对阻断肝纤维化进展,甚或逆转肝纤维化的相关理论和临床研究蓬勃发展,但迄今尚未发现临床有效的抗肝纤维化西药。多年来广泛开展的中医中药、中西医结合治疗肝纤维化的实验与临床研究为攻克肝纤维化难题积累了许多宝贵的资料和经验,在阻断、逆转肝纤维化临床实践中中医药愈来愈展现其特色和疗效。

　　本书内容丰富,作者从中医、中西医结合的角度,深入地对国内外抗肝纤维化的论著、期刊、研究成果进行了梳理,并对笔者多年从事防治肝纤维化研究的实践积累和丰富的临床经验进行了总结和阐述。从中我们看到了基于对传统中医药文化自信和科学自信,以及基于中西医结合的诊疗优势,在传承与创新中研究肝纤维化的广阔前景,令人鼓舞。

　　相信,美国著名肝病学家 Hans Popper 教授"谁能阻止或延缓肝纤维化的发生,谁将治愈大多数慢性肝病"的预言,必将成为现实。

刘克洲

浙江大学医学院附属第一医院传染病诊治国家重点实验室

2019 年 2 月

前言

　　近 30 年来的抗肝纤维化实践表明,肝纤维化的诊断、治疗学研究取得很大成就,展示出良好的发展前景。特别是在美国肝病研究学会第三次肝纤维化专题会议上提出的"联合"口号,不仅将诊断标志物、治疗方法与终点指标三者联合,且在治法上也可借鉴治疗艾滋病的"鸡尾酒疗法",即综合疗法,此是否将成为彰显中医药理论和治疗优势的例证呢? 中医药(尤其是中药复方)具有这种综合优势。因此,通过进一步加强随机对照多中心临床试验,尤其是国际合作临床试验,建立具有中医学特色的终点疗效评价体系,将促进中医药抗肝纤维化治疗与研究的国际化。此外,多学科进一步合作,采用蛋白质组学、代谢组学、植物化学等现代科学理论,多层次、多途径探索中医药抗肝纤维化的作用机制及药效物质基础,对于中西医结合抗肝纤维化的战略具有重大意义。

　　当前,肝硬化的治疗仍是世界性难题,肝脏内弥漫性纤维结缔组织沉积是肝纤维化、肝硬化共有的病理改变,而伴有结节(假小叶)形成的组织结构改建是肝硬化特征性病变,两者在病理学上既有联系,又有区别。虽然国内外对肝硬化的病原学治疗取得了不凡的成效,但是对肝硬化能否逆转尚缺乏有力的科学证据。中医药可以在解决这一难题中发挥理论与实践的优势,随着抗肝纤维化研究的深入,以中医药为基础的肝硬化研究将是趋势。

　　本书对肝纤维化的中西医结合理论研究与临床实践进行了概括,按照循证医学要求,阐述了防治方面的理论和临床的要点,在治疗上将疗效作为评价的标准。我们相信,只要以"临床疗效"为出发点,中西医两法优势互补,一定能在不久的将来为解决肝纤维化、肝硬化等世界性医学难题做出贡献。

施维群　裘云庆　蔡敏

2019 年 3 月

目录

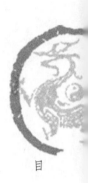

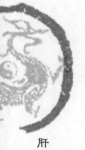

肝
纤
维
化
中
西
医
结
合
诊
疗
的
临
床
实
践

第一章 肝纤维化的定义和流行病学

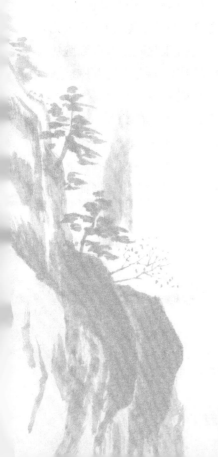

肝纤维化（hepatic fibrosis，HF）不是一个独立的疾病，是多种病因的慢性肝病向终末期发展的关键病理环节。正常情况下，肝损伤可诱导肝再生修复机制而使损伤的肝脏完全恢复正常的结构和功能，即使是幸存下来的急性肝衰竭患者，尽管有丰富的纤维原性刺激，如果不继发慢性肝损伤，也不会形成肝脏瘢痕化，疾病趋向康复。但是许多慢性、非自限性肝病在其发生发展过程中，再生修复机制常常被多种因素干扰而难于发生，或再生不足，或过度亢进，或发生发展无序（时间失序、空间失衡、数量失控）而出现不完全再生。因此，肝纤维化是一种典型的不完全肝再生过程，是肝再生紊乱的一种形式或状态。如何延缓、阻止，甚至逆转肝纤维化的发展一直是学术界的研究热点和重点。

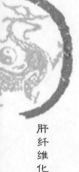

第一节　肝纤维化的定义

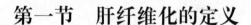

肝纤维化是指各种致病因子持续作用，造成肝细胞慢性炎症、坏死，肝内某些非实质细胞激活，使得肝脏内弥漫性细胞外基质增生，纤维增生和纤维分解不平衡，导致肝内纤维结缔组织过度沉积，轻者称为肝纤维化，重者进而使肝小叶改建、假小叶及结节形成，称为肝硬化（cirrhosis）。肝纤维化根据其病理进展可分为 5 期，① 无纤维化；② 轻度纤维化：汇管区纤维化；③ 中度纤维化：汇管桥接（P－P）纤维化，小叶结构完整；④ 重度纤维化：汇管桥接（P－P）或汇管-中央桥接（P－C）纤维化，小叶结构紊乱；⑤ 肝硬化。正常肝再生的结果是原有肝脏组织结构的修复和功能的恢复，但肝纤维化却改变了原有肝脏组织结构，降低了正常肝脏功能的发挥。肝纤维化既是对肝细胞功能的直接损害，也是门静脉阻力增加的直接原因。因此，肝纤维化反应是所有肝脏疾病末期并发症的基础，包括门静脉高压、腹水、肝性脑病，合并功能障碍和代谢能力的损害。目前评估纤维化程度的常用评价系统有 Knodell 组织学活动性指数（histological activity index，HAI）（1981 年），Ishak 评分系统（1995 年）等。著名肝病学家 Rogking 对肝纤维化、肝硬化进行深入研究后，明确提出肝硬化是可以逆转的。我国谢青等通过对乙型肝炎肝硬化患者长期抗病毒治疗，前后肝穿活检病理学，用循证医学证据证实肝纤维化、肝硬化逆转，关键在于长期进行病因治疗。

第二节　肝纤维化的流行病学

肝纤维化是肝硬化的前期病变，多种因素引起的慢性肝病均可导致机体产生创伤修复反应，发生肝纤维化。虽然肝脏具有相当强大的再生能力，但持续进行性积累的纤维化将逐步演变为肝硬化，并伴有静脉曲张出血、肝性脑病、肝细胞癌（hepatocellular carcinoma，HCC）、肝功能衰竭等危及生命的并发症，累及全身多系统、多器官，因此在临床上具有重要意义。由于肝纤维化有多种病因，如病毒性、酒精性、胆汁性、代谢性、中毒性、营养性、心源性、寄生虫性等，患者在很长的时间里没有明显的症状，同时缺乏准确的非侵入性诊断方法，容易被忽视，所以其发病率和患病率的可靠数据不易统计。但从包括病毒性肝炎（viral hepatitis）、代谢性疾病在内的流行病学调查结果显示，世界范围内约有慢性乙型肝炎（chronic hepatitis B，CHB）患者 2.4 亿，慢性丙型肝炎（chronic hepatitis C，CHC）患者 1.6 亿，普通人群中约有 25％患有非酒精性脂肪性肝病（nonalcoholic fatty disease，NAFLD），4.5％～9.5％患有肝硬化，每年约有 77 万人死于肝硬化疾病。由此可推断，肝纤维化在人群中的发病是相当普遍的。一些学者对常见病因的肝纤维化的流行病学做了一系列探索研究。

一、酒精性肝病

酒精性肝病（alcoholic liver disease，ALD）是指由长期大量饮酒所致的一种肝脏疾病。有研究表明过度饮酒（120～150g/d），可在 2～3 周的时间内导致酒精性脂肪肝（alcoholic fatty liver），继续饮酒可进展为酒精性肝炎、酒精性肝纤维化，甚至酒精性肝硬化，造成严重的病理改变。目前尚无明确的酒精性肝纤维化流行病学的统计数据。但有数据表明，1990 年，酒精性肝硬化导致的死亡人数为 37.32 万人，而 2010 年，这一人数上升到 49.33 万人（男性 33.64 万人，女性 15.69 万人），占整体死亡人数的 0.9％，1 454.4 万伤残调整寿命年（男性 1 043.2 万伤残调整寿命年，女性 411.2 万伤残调整寿命年）。酒精性肝纤维化的发病率和饮酒量成正相关，随着国民经济的发展，饮酒人数不断增多，据报道中国是世界上饮酒量上升最快的国家。谢艳迪等在全国 31 个省份对 49 527 位居民 2007 年的饮酒行为调查表明，人群饮酒率男性为 55.6％，女性为 15％，其中过度饮酒在男性中占 62.7％，女性中占 51％。人群平均饮酒量也在增加，15 岁以上人群的年均饮酒量在 1952 年为 0.4 L，1978 年为 2.5 L，2009 年达到 4.9 L，2010 年攀升至 6.7 L。同时酒精性肝硬化和肝衰竭的比例也在不断增多，朱冰等对 2003～2012 年收治的 4 132 例酒精性肝病患者分析发现酒精性肝硬化、肝衰竭占同期其他原因肝硬化肝衰竭患者的比例从 2003 年 0.3％上升到 2012 年 10.1％。在北美、欧洲等发达地区，酒精是肝硬化的首要病因。在美国，从 1993～2001 年间，每年的酗酒事件上升了 17％，其中 18～25 岁的青年人群中上升比例最快。在芬兰，一项 11 873 人的队列研究表明酒精性肝硬化的患病率从 2001 年 8.8/10 万上升到 14.6/10 万（上升了 66％），在女性中上升了 75％。在韩国，酒精性肝硬化的病死率从 16.3％增长至 78.1％。与单纯酒精性脂肪肝相比，来自丹麦的研究表明，酒精性肝炎患者发生肝硬化的风险更高，酒精性肝炎 5 年发生肝硬化的比率为 16％，而单纯性脂肪肝的比率为 6.9％。Aakgaard

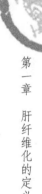

等发现近期的饮酒行为而非早年的饮酒行为促进酒精性肝硬化的发生。对100例病理证实肝硬化的患者随访发现，是否戒酒是影响肝硬化患者死亡的重要因素，比肝硬化的严重程度对存活年限影响更大。诊断肝硬化后1个月戒酒，7年生存率72%；未戒酒的人群生存率为44%。性别、种族、民族及遗传等因素也影响酒精性肝病、肝纤维化的进展，相同的饮酒量在女性中更容易引起肝硬化。日本学者发现携带 *ADH1B＊2* 等位基因的人群比 *ADH1B＊1* 等位基因者患酒精性肝硬化的概率更高。

二、病毒性肝炎

病毒性肝炎是一个严重的公共卫生问题，全球每年超过100万人死于病毒性肝炎。其感染人数是艾滋病患者数的10倍以上。全球估计有57%的肝硬化病例和78%的HCC病例与乙型肝炎病毒（hepatitis B virus，HBV）或丙型肝炎病毒（hepatitis C virus，HCV）感染有关。全世界约有20亿人已感染HBV，其中3.5亿～4亿人为慢性HBV感染者，每年50万～70万人死于与HBV感染相关的疾病；1.3亿～1.7亿人为慢性HCV感染，每年约有35万人死于HCV感染相关疾病。丙型肝炎易转为慢性，75%～85%急性丙型肝炎可发展成慢性肝炎，甚至发展成肝硬化和HCC。有文献报道感染HCV约17年后，肝纤维化开始变得明显，虽然只有2%的感染者发生肝硬化，随着感染时间的持续，肝纤维化持续进展，40年后肝硬化的发病率将超过40%。慢性HCV感染导致相关肝纤维化的发病率和死亡率上升。我国属于HBV感染高发区，2006年卫生部关于全国1～59岁人群乙型肝炎等有关疾病血清流行病学调查显示，我国人群乙型肝炎表面抗原携带率达7.18%，总数约1.2亿人，CHB患者约3 000万，其中10%～20%可发展为肝硬化，1%～5%可演变为肝癌。有文献报道病毒性肝炎相关的肝纤维化、肝硬化及HCC的发展速度与宿主因素（如年龄、性别、乙醇摄入、肝内脂肪沉积及胰岛素抵抗等）有关。这些因素中，尤其是年龄和性别因素已在肝病进展的模型研究中获得有力证明。较之持续病毒感染、年龄、性别因素，以及HBV与HCV或人类免疫缺陷病毒（human immunodeficiency virus，HIV）合并感染，规律且大量的饮酒风险更大。感染HCV的年龄对风险程度及纤维化的进展速度非常重要，50岁以上者疾病进展的速度更快。年轻女性比男性疾病进展慢。此外，免疫缺陷患者如合并感染HIV者或肝移植受体，发展为肝硬化的过程更为迅速。有可靠数据表明，病毒感染因素直接影响疾病恶化的速度。持续清除病毒会降低，甚至逆转肝纤维化。因此，目前面对的挑战是针对病毒感染患者研发更为安全、有效且负担得起的药物及治疗方案，以减轻未来疾病发展的负担。

三、原发性胆汁性肝硬化

原发性胆汁性肝硬化（primary biliary cirrhosis，PBC）是一种慢性进行性自身免疫

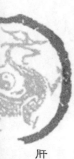

病,肝内中、小胆管进行性破坏伴门静脉炎症性改变,胆汁分泌减少,肝内毒物蓄积致肝细胞受损,进而出现肝纤维化,最终发生肝硬化、肝衰竭。不同地区发病率和患病率明显不同,北欧和北美较高,澳大利亚较低,PBC多见于中年女性,女性与男性比例高达10∶1。欧洲流行病学资料表明PBC的发病率为(0.7~49)/100万,患病率为(6.7~402)/100万。随着临床医生对PBC认识的不断加深和AMA检测的不断普及,对PBC的诊断率不断提高,中国PBC病例数呈快速上升趋势。2001年起,北京协和医院风湿免疫科张奉春教授在国内首次建立PBC患者数据库,至2013年该数据库已收集500余例患者资料,随诊时间最长达13年。

四、自身免疫性肝炎

自身免疫性肝炎(autoimmune hepatitis,AIH)的临床表现复杂多样、缺乏特异性,急性AIH的临床表现为黄疸,关节疼痛,食欲不振和乏力。慢性AIH肝组织学典型表现为汇管区及门静脉周围浆细胞-单核细胞浸润,界面性肝炎,常伴门静脉周围肝细胞气球样变和玫瑰花结形成,这些最终导致门静脉周围纤维化。多见于女性(70%),各年龄段、各种族均可发病。2型AIH常见于儿童,约20%成人患者60岁后发病,发病率为0.1‰~0.2‰,常合并其他自身免疫性疾病。少数发生爆发性肝炎和肝功能衰竭,部分患者尤其是老年人可能无症状。多数AIH组织学特征为慢性表现,即桥接样纤维化或肝硬化。40%~80%的AIH可进展为肝硬化。

五、非酒精性脂肪性肝病

非酒精性脂肪性肝病(non-alcoholic fatty liver disease,NAFLD)是指除外酒精和其他明确的损肝因素所致的肝细胞内脂肪过度沉积为主要特征的临床病理综合征。近几年NAFLD发病率在欧美和中国迅速上升,国外文献报道肥胖儿童的脂肪肝发病率高达20%~80%。各国报道一般人群中NAFLD流行率为10%~24%,在肥胖人群的流行率更高,可高达57.5%~74.0%。一般儿童NAFLD流行率为2.6%,肥胖儿童则高达22.5%~52.8%。美国肥胖人群中1/4~2/3有脂肪肝,2型糖尿病中1/3有NAFLD。我国NAFLD流行情况与国外报道相仿。彭柳生等对广州667名中老年医务人员进行B超检查,脂肪肝总检出率为18.7%,其中男性检出率为21.2%,女性检出率为12.4%。黄丽丽收集某高校年龄≥40岁的393例教职工在2012年的体检资料,腹部B超提示脂肪肝180例(占45.8%,180/393)。有学者报道NAFLD随病情的进展而表现为单纯性脂肪肝、非酒精性脂肪性肝炎(non-alcoholic fatty hepatitis)、肝纤维化、肝硬化等,一些患者甚至可发生肝癌。

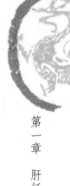

六、其他病因引起的肝纤维化

其他病因引起的肝纤维化如血吸虫性肝纤维化（schistosomal liver fibrosis, SLF）、先天性肝纤维化（congenital hepatic fibrosis, CHF）等。血吸虫病是一种广泛流行于热带及亚热带地区，可引起人畜共患的寄生虫病，其危害仅次于疟疾，中国和日本是血吸虫病的主要流行国家。2014 年黄北南等对鄱阳湖血吸虫病疫区人群开展流行病学调查，结果发现居民肝肿大率和纤维化率分别为 16.1% 和 76.6%，男性高于女性，并随着年龄的增大而肝肿大/肝纤维化率都呈现增高的变化趋势。脾肿大率较高，20 岁以上年龄组均高于 79%，男性也高于女性。渔民肝肿大和肝实质纤维化Ⅱ级改变率分别为 2.2% 和 36.5%，均高于其他职业人群。周杰等通过对洞庭湖区流动渔民血吸虫病流行病学评估，发现其肝实质纤维化分级达到Ⅱ级以上的为 58.9%（76/129）。陈武朝等通过问卷调查和体检发现 2011 年湖南省新增晚期血吸虫病患者 620 例，其中病例最多的 3 个地区分别是岳阳市（300 例，占 48.4%）、常德市（193 例，占 31.1%）和益阳市（123 例，占 19.8%），男女比为 1.4∶1，平均年龄为（60.4±12.4）岁，主要职业为农民，占 90.3%（560/620），劳动能力丧失者 162 例（占 26.1%），减弱者 442 例（占 71.3%），B 超显示肝实质纤维化Ⅲ级的患者 368 例（占 59.4%）。

CHF 是一种常染色体隐性遗传病，主要累及肝胆系统和肾，以肝纤维化、门静脉高压、肾囊性病变为特征。病理学上定义为不同程度的肝门静脉周围纤维化和不规则形态增生的胆管，主要临床表现为肝脾大、食管胃底静脉曲张破裂出血等，而肝功能正常或轻度损伤。发病无性别差异和地域差异，呈散发性或有明确家族史，其发病率极低，为 1/20 000～1/40 000。出现临床症状的时间不一，从幼儿至中老年均可。当临床发现不明原因肝硬化患者时，也应考虑此病。

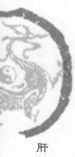

肝纤维化中西医结合诊疗的临床实践

参 考 文 献

［1］ Lieber C S, Jones D P, Decarli L M. Effects of orolonged ethanol intake：production of fatty liver despite adequate diets[J]. J Clin Invest, 1965, 44：1009 - 1021.

［2］ Rehm J, Shield K D. Global alcohol-attributable deaths from cancer, liver cirrhosis, and injury in 2010[J]. Alcohol Res, 2013, 35(2)：174 - 183.

［3］ Rehm J, Taylor B, Mohapatra S, et al. Alcohol as a risk factor for liver cirrhosis：a systematic review and meta-analysis[J]. Drug Alcohol Rev, 2010, 29(4)：437 - 445.

［4］ Tang Y L, Xiang X J, Wang X Y, et al. Alcohol and alcoholrelated harm in China：policy changes needed[J]. Bull World Health Organ, 2013, 91(4)：270 - 276.

［5］ Li Y, Jiang Y, Zhang M, et al. Drinking behaviour among men and womenin China：the 2007 China Chronic Disease and Risk Factor Surveillance[J]. Addiction, 2011, 106(11)：1946 - 1956.

［6］ 朱冰，刘鸿凌，刘利敏，等. 4132 例酒精性肝病临床特征分析[J]. 中华肝脏病杂志，2015，23(9)：680 - 683.

［7］ Naimi T S, Brewer R D, Mokdad A, et al. Binge drinking among US adults[J]. JAMA, 2003, 289(1)：

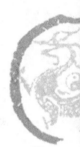

70 - 75.

[8] Sahlman P, Nissinen M, Pukkala E, et al. Incidence, survival and cause-specific mortality in alcoholic liver disease: a population-based cohort study[J]. Scand J Gastroenterol, 2016, 51(8): 961 - 966.

[9] Askgaard G, Grønbæk M, Kjær M S, et al. Alcohol drinking pattern and risk of alcoholic liver cirrhosis: a prospective cohort study[J]. J Hepatol, 2015, 62(5): 1061 - 1067.

[10] Verrill C, Markham H, Templeton A, et al. Alcohol-related cirrhosis-early abstinence is a key factor in prognosis, even in the most severe cases[J]. Addiction, 2009, 104(5): 768 - 774.

[11] Rehm J, Taylor B, Mohapatra S, et al. Alcohol as a risk factor for liver cirrhosis: a systematic review and meta-analysis[J]. Drug Alcohol Rev, 2010, 29(4): 437 - 445.

[12] Mann R E, Smart R G, Govoni R. The epidemiology of alcoholic liver disease[J]. Alcohol Res Health, 2003, 27(3): 209 - 219.

[13] Yokoyama A, Mizukami T, Matsui T, et al. Genetic polymorphisms of alcohol dehydrogenase-1B and aldehyde dehydrogenase-2 and liver cirrhosis, chronic calcific pancreatitis, diabetes mellitus, and hypertension among Japanese alcoholic men[J]. Alcohol Clin Exp Res, 2013, 37(8): 1391 - 1401.

[14] 庄辉.病毒性肝炎流行病学研究进展[J].中国继续医学教育,2010,2: 1 - 5.

[15] D'Souza R D, Glynn M J, Ushiro-I, et al. Prevalence of hepatitis C cirrhosis in elderly Asian patients infected during childhood[J]. Clin Gastroenterol Hepatol, 2005, 3: 910 - 917.

[16] Seeff L B, Everhart J E.Is cirrhosis an inevitable consequence of chronic hepatitis C virus infection? [J]. Clin Gastroenterol Hepatol, 2005, 3: 840 - 842.

[17] Poynard R, Ratziu V, Charlotte R. et al.Rales and risk factors of liver fibrosis progression in patients with chronic hepatitis C[J]. J Hepatol, 2001, 34: 730 - 739.

[18] Seeff L B. Natural history of chronic hepatitis C[J]. Hepatology, 2002, 36(S1): S35 - S46.

[19] 倪童天,陆伦根.慢性乙型肝炎肝纤维化临床诊断和治疗进展[J].实用肝脏病杂志,2010,13(2): 142 - 145.

[20] Davis G L, Alter M J, El-Serag H, et al. Aging of Hepatitis C Virus (HCV)-Infected Persons in the United States: A Multiple Cohort Model of HCV Prevalence and Disease Progression[J]. Gastroenterology, 2010, 138(2): 513 - 521.

[21] Thein H H, Yi Q, Dore G J, et al. Estimationofstage-specific fibrosis progression ratesin chronic hepatitis Cvirusinfection: a meta analysis and meta regression[J]. Hepatology, 2008, 48(2): 418 - 431.

[22] Kaplan M M, Gershwin M E. Primary biliary cirrhosis[J]. N Engl J Med, 2005, 353(12): 1261 - 1273.

[23] Ye H, et al. Autoimmune hepatitis: new paradigms in the pathogenesis, diagnosis, and management[J]. Hepatol Int, 2010, 4: 475 - 493.

[24] Engelmann G, Hoffmann G F, Grulich-Henn J, et al.Alanine aminotransferase elevation in obese infants and children: a marker of early onset non alcoholic Fatty liver disease [J]. Hepat Mon, 2014, 14(4): e14112.

[25] Pacifico L, Bezzi M, Lombardo C V, et al. Adipokines and C-reactive protein in relation to bone mineralization in ped-i atric nonalcoholic fatty liver disease[J]. World Gastroenterol, 2013, 19(25): 4007.

[26] Alba L M, Lindor K.Review article: Non-alcoholic fatty liver diseases[J]. Aliment Pharmacol Ther, 2003, 17(8): 977 - 986.

[27] 彭柳生,李莉群.667 例中老年医务工作者脂肪肝发病率临床分析[J].河北医学,2006,12(4): 340,341.

[28] 黄丽丽.某高校教职工脂肪肝伴血脂异常分析[J].实用临床医学,2014,15(4): 37.

[29] Zafrani E S. Non-alcoholic fattyliver disease: an emerging pathological spectrum[J]. Virchows Arch, 2004, 444(1): 3 - 12.

[30] 黄北南,谢曙英,姜唯声,等.鄱阳湖血吸虫病疫区人群肝脾肿大的流行病学调查[J].江西医药, 2016, 7: 622,623,642.

[31] 周杰,黄翠云,何永康,等.洞庭湖区流动渔民血吸虫病流行病学评估[J].中国血吸虫病防治杂志,2010,5: 464 - 467.

[32] 陈武朝,徐慧兰,刘兆春,等.湖南省 2011 年新增晚期血吸虫病患者现状调查及救治[J].中国寄生虫学和寄生虫杂志,2013,(5): 342 - 345.

[33] 冯茂森,马文斌,曾维政.先天性肝纤维化的发病机制和诊治现状[J].临床肝胆病杂志,2017,3: 553 - 557.

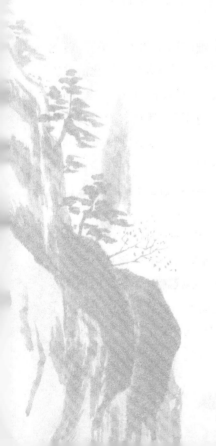

第二章 肝纤维化的病因与发病机制

第一节 肝纤维化的病因

一、现代医学对肝纤维化病因的认识

肝纤维化是指肝细胞发生坏死及炎症刺激时，肝脏内纤维结缔组织异常增生的病理过程。这是肝脏对损伤的一种"愈合"反应，是一切慢性肝病的共同病理学基础，是各种慢性肝病的常见病理过程，亦是慢性肝病向肝硬化发展的必经阶段。肝纤维化是可逆性病变，是现代医学病程形态学概念。引发慢性肝细胞损伤的病因不同，肝细胞坏死、炎症并继发纤维结缔组织增生的机制亦不同。但是，不同病因引发肝纤维化的最终共同途径是通过多种相关性细胞因子（cytokines）及其网络（network）的调控，激活肝星状细胞（hepatic stellate cell，HSC），转化为肌成纤维细胞（myofibroblast，MFB），致使以胶原为主的细胞外基质（extracellular matrix，ECM）各成分合成增多，降解相对不足，过多沉积肝内引起肝纤维化。肝纤维化是一种继发性基因调控失调性肝病。消除原来引起肝细胞损伤的致病因子，其进程仍可自行延续，是一个涉及多种细胞和多种细胞因子的动态变化过程。其中，细胞因子之间的相互协同或拮抗、正相或负相反馈及其含量的动态变化，构成了细胞因子复杂的调控网络。

研究结果表明，肝脏库普弗细胞（Kupffer cell，KC）是细胞因子的重要来源，转化生长因子是诸多细胞因子的核心因子；激活的 HSC 是 ECM 沉积形成肝纤维化的关键细胞。自分泌、旁分泌及肝外来源的细胞因子与肝内细胞及 ECM 构成一个庞大的网络系统，调控着肝纤维化的发生、发展。细胞因子网络调节对 HSC 活化起着重要的作用，在肝损伤过程中，细胞与细胞间［如 KC、损伤的肝细胞、窦内皮细胞（sinusoidal endothelial cell，SEC）、血小板等与激活的 HSC 之间，基质与 HSC 间］存在多种细胞因子构成复杂的 HSC 激活调节网络。例如，肝损伤激活 KC，使之分泌转化生长因子-β（transforming growth factor-β，TGF-β）、血小板衍生生长因子（platelet derived growth factor，PDGF）等细胞因子；通过旁分泌途径激活 HSC，而 HSC 激活后转化为 MFB，也可分泌 TGF 等细胞因子，通过自分泌途径进一步维持自身的活化状态并激活临近 HSC。总之，在正常情况下，细胞因子网络处于一种平衡状态。受各种损伤因素刺激后平衡被打破，体内细胞因子的合成分泌发生变化，正向调节肝纤维化的细胞因子（致肝纤维化作用因子）就会发挥其瀑布式连锁效应，同时抗肝纤维化作用因子效应减弱，最终导致 ECM 代谢失衡而过度沉积，形成肝纤维化。

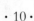

肝纤维化中西医结合诊疗的临床实践

二、中医对肝纤维化成因的认识

中医并无"肝纤维化"的称谓。根据肝纤维化的临床特点,可以将其归属为"胁痛""积聚"范畴。中医认为此病为肝病日久演变而成,多与感受外邪、饮食不节、情志不遂、感受虫毒等相关。肝、脾功能长久失调,累及于肾,证属本虚标实,本虚多为气阴不足,标实多为瘀血、湿热。

众多医家观点侧重不同,有强调"湿热""疫毒""痰瘀"或"肝郁"者,也有强调"正虚""血瘀"者。因此,有"湿邪作祟""正气虚弱""肝郁致病""杂气疫毒""伏邪致病""毒瘀痰湿"等不同认识。著名中医肝病专家关幼波认为本病发生的病因在于"气虚血滞"。但肝纤维化的病机演变是一个动态变化的过程,即是"由实而虚、由表及里、由聚至积、由气入血及络"的病变过程,故对其病因病机认识多是沿"湿热毒郁痰瘀—虚"的轨迹来理解和阐释的。

笔者认为,其病机的关键倾向于:① 湿热疫毒残留难尽是始动因素和持续因素;② 正气虚弱是内因和转归;③ 痰瘀阻络是病理基础;④ 肝病传脾是重要的病机环节。即湿热疫毒的持续感染是乙型肝炎肝纤维化的病理因素及外在条件,人体内在正气的虚弱(肝郁脾虚)是其病机基础和迁移的原因,痰瘀阻络是其基本病理产物且贯穿全过程。三者互为因果,交替变换,是该病病机的关键所在。据上述观点,肝纤维化的病机基本可概括为湿热疫毒残留难尽、肝郁脾虚痰瘀阻络,或为毒损肝络,痰瘀交阻。

此外,肝纤维化是络病理论的一种具体表现。络脉的基本病理变化包括络脉阻滞、气机郁滞、血行瘀滞、津液凝聚、络虚等,这与肝纤维化的病机有着密切联系。另外,肝纤维化患者多伴有明显的痰瘀内阻的症状,如纳差、身体困重、腹胀脘闷、恶心呕吐、厌油腻、苔厚腻或浊等。可见,痰浊作为一种病机因素,参与了肝纤维化的病程。痰浊内生的病理机制可能为肝气郁结、肝木乘脾生痰,肺失宣肃为痰,湿浊凝滞为痰,血滞为痰,饮停为痰,热灼津液为痰。痰浊又与瘀血胶结于肝络,从而形成了痞块、积聚。

三、临床中常见肝纤维化的病因

临床肝纤维化的病因大致可以归结为病毒性肝炎(viral hepatitis)、酒精性肝炎、NAFLD、其他原因导致的肝炎等。

1. 病毒性肝炎

病毒性肝炎是肝纤维化的病因之一。据研究发现慢性病毒性肝炎一般都伴有程度不等的肝纤维化,因为病毒的持续性存在,反复或持续的炎症浸润,无疑是对肝细胞的损伤,可导致肝实质发生炎症、坏死等病理变化,致使肝脏持续不断的纤维增生而逐渐形成肝纤维化。其中 HBV、HCV 和丁型肝炎病毒(hepatitis D virus,HDV)引起的肝

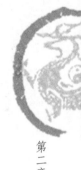

炎均可进展为肝硬化,而甲型肝炎和(或)戊型肝炎不发展为肝硬化。在欧美国家及日本病毒引起的肝硬化以丙型肝炎为主。我国有一半以上肝硬化患者的 HBV 标志物阳性。CHB 演变为肝硬化的发生率为 0.4%～14.2%。病毒的持续存在,中到重度的肝脏坏死炎症及纤维化是演变为肝硬化的主要原因,大多数患者会经过慢性肝炎阶段。乙型肝炎和丙型肝炎的重叠感染常可加速肝硬化的发展。

CHB 由 HBV 慢性感染而致,在各种导致肝纤维化的慢性损肝病因中占有重要的地位。HBV 的反复或持续复制、病毒抗原持续存在、自身免疫反应及肝损害持续或反复发生是造成 CHB 肝纤维化的主要原因,且与肝脏的微循环、肝纤维结缔组织的增生及肝功能指标密切相关。肝细胞及血窦内上皮细胞的坏死变性,引起肝组织微循环障碍,产生血循环障碍,同时贮脂细胞及肝细胞增生分泌大量胶原蛋白,形成胶原纤维束,逐渐发展为肝纤维化。可见,瘀血在肝纤维化的病理表现为肝脏微循环障碍及结缔组织增生,并始终存在于肝纤维化过程中,而且血瘀程度与肝纤维化程度密切相关,肝组织的微循环障碍是各种慢性肝病的重要致病环节。

CHC 为全球性的传染病,给患者的生命健康造成了极大威胁。目前,全世界 HCV 感染者约 2 亿人,80% 的成年感染者可转变为慢性持续性肝炎。其慢性化发生率为 50%～85%,约 20% 患者病情经 10～20 年缓慢发展后会确诊为肝纤维化,是慢性肝脏疾病、肝纤维化和原发性肝癌发生的常见原因。CHC 的慢性肝纤维化和肝细胞炎发生率约为 63.7%,较乙型肝炎更易慢性化,50%～80% 的急性 HCV 感染者可发展为慢性,其中 1/3 又可逐渐进展为肝硬化,有 1%～4% 的患者会发展成肝癌。在持续 HCV 重症的患者中,进展为肝纤维化的比率差异较大。关于 CHC 进展为肝纤维化、HCC 和死亡的自然病程已经有了深入广泛的研究。肝组织活检是 CHC 分级和分期的金标准。在轻症患者中,肝纤维化仅局限于门管区或门静脉周围。更进一步的变化定义为"桥接纤维化",即纤维化从一个门管区延伸至另一门管区。慢性 HCV 感染的患者中 10%～15% 进展为肝硬化。肝硬化和 HCC 临床上的进展通常很隐匿,有些患者直到出现终末期肝病或 HCC 等合并症时才知道患有丙型肝炎。失代偿期肝硬化的特点包括腹水的发生、上消化道出血,以及静脉曲张或门静脉高压性胃病、肝肾综合征和肝性脑病。在美国,丙型肝炎相关性死亡最多的是失代偿期肝硬化而不是 HCC。有研究估计 3、5、10 年的代偿期肝硬化的生存率分别为 96%、91% 和 79%。确诊肝硬化后临床失代偿发生的可能性在 1 年内为 5%,在 10 年则上升至 30%。从 HCV 感染进展到肝硬化的时间决定于多种因素,并且不能在个别患者中预测。事实上,所有发生 HCV 相关性 HCC 患者都会发生肝硬化。

防治肝硬化的目标是制止或逆转肝纤维化,因此,抗肝纤维化治疗控制是慢性肝炎进展不可缺少的环节。慢性肝炎发展成肝硬化必然会经过肝纤维化这个阶段,因此,阻断或逆转纤维化对有效预防肝硬化,阻止肝脏癌变具有重要意义。肝纤维化的进展速度有快速、慢速之分,其取决于多种因素,在调整了一些外部因素后,显示遗传因素起重要作用。目前对肝纤维化的遗传易感因素还处于探索阶段,国内外相关研究很多,但其相关基因及结论尚不统一。

2. 酒精性肝炎

在发达国家,酒精性肝纤维化主要病因是酒精性肝炎。随着人们生活水平的提高,生活方式和饮食结构的改变,我国酒精性肝炎的发病率也逐渐升高,成为威胁人民健康的主要疾病之一,因此对于酒精性肝炎的预防与治疗研究变得越来越重要。

酒精在胃和小肠吸收后进入血液,被吸收的酒精中 95%～98% 被氧化,其余 2%～5% 通过呼吸、尿液和汗液排出体外。其引起酒精性肝炎的机制主要有以下几种。

(1) 酒精与肝细胞代谢紊乱　　体内的酒精主要通过三个途径进行代谢:① 乙醇脱氢酶(ADH)途径,是酒精代谢的主要途径;② 由细胞色素 P450 CYP2E1 催化的微粒体酒精氧化系统途径,其酶活性通过酒精稳定蛋白质作用而诱导;③ 由脂肪酸乙酯合酶催化的非氧化途径,导致脂肪酸乙酯堆积和肝脏脂肪变性。乙醇对肝脏代谢的主要影响是改变肝细胞中 NAD/NADH 的比例,使还原型 NADH 增加,从而影响脂肪、碳水化合物、蛋白质和嘌呤代谢,促进脂肪酸的生成和堆积,抑制脂肪氧化、糖异生和三羧酸循环。乙醇通过 NADH 途径进行代谢产生乙醛,乙醛引起脂质过氧化产物生成,如丙二醛(MDA)和 4-羧基壬烯酸,4-羧基壬烯酸丙二醛加合物在体内可诱导抗体产生,使酶活性降低,DNA 修复能力减弱,以及微管、质膜和线粒体的改变导致氧气利用能力降低。乙醇进入肝细胞后,主要经过 ADH 代谢为乙醛,再经过乙醛脱氢酶(ALDH)代谢为乙酸,进入三羧酸循环(图 2-1);也可通过肝微粒体乙醇氧化酶(MEOS)、过氧化氢酶(H_2O_2 酶)降解。MEOS 中细胞色素 P450 CYP2E1 是代谢限速酶,可由酒精诱导而加速乙醇降解。乙醇代谢过程中,还原型辅酶 I/辅酶 I(NADH/NDH)比例增加,肝内氧化还原状态异常,抑制三羧酸循环,使脂代谢紊乱。

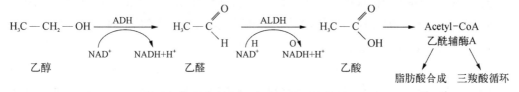

图 2-1　乙醇在人体内代谢途径,两步骤关键酶分别是 ADH 和 ALDH

(2) 氧化应激和脂质过氧化作用　　乙醇在铁参与下通过细胞色素 P450 CYP2E1 的氧化作用,产生过多的氧化应激产物,通过脂质过氧化反应影响细胞膜功能。

(3) 免疫损伤和炎症损伤　　乙醇代谢物与肝细胞蛋白或小分子基团结合成抗原,触发自身免疫反应。肝炎症和内毒素血症激活 KC,促进大量炎症和纤维化细胞因子的释放。各种促炎因子如 TNF-α、TGF-β、IL-6、IL-1 等表达增加,促进肝纤维化。

此外,还有"两次打击"学说,低氧血症、肝微循环障碍、细胞凋亡、遗传多态性等也参与发病机制。

酒精性肝炎进一步发展可致酒精性肝纤维化。当少量酒精使肝实质受损害时，肝脏纤维增生是机体对肝实质损伤的一种修复反应，一旦病因去除则过多的 ECM 被降解，肝组织内细胞与基质成分恢复正常，因而不产生肝脏纤维化。但长期大量饮酒所致的持续或反复的肝实质坏死可引起纤维结缔组织大量增生，而其降解活性相对或绝对不足，因此大量 ECM 沉积下来形成纤维化。

酒精性肝纤维化作为一个独立类型，近十余年才被日本所采用。慢性酒精中毒时，乙醛的直接作用及通过肝细胞代谢障碍，KC 活化，大量细胞因子，包括TGF－β等的作用，肝窦贮脂细胞活化、增生，转化为肌纤维母细胞，细胞外间质形成大于降解，致酒精性肝炎出现较独特的窦周及终末静脉周围纤维化，进而形成小叶到中心，中心到汇管区的桥接纤维化，以至最终发展为肝硬化。根据纤维化的范围及程度不同分为轻、中、重度。各类中的脂变及炎症程度均轻于纤维化的程度。轻度酒精性肝纤维化镜下特点为明显的窦周纤维化，并有少数纤维间隔形成，但小叶结构保留。中度者纤维化范围广，纤维间隔多，致小叶结构紊乱，此阶段一部分患者可以出现门脉高压体征，包括食管静脉曲张，脾肿大及腹水，继续发展则进入早期肝硬化。酒精性肝纤维化的预后取决于纤维化的程度和是否采取积极治疗措施。

中医学对于酒精性肝炎的研究由来已久，古代文献中虽然没有酒精性肝炎的病名，但对于过度饮酒而引起的一系列病证却有全面的认识，常将其归属于"伤酒""酒风""酒疸""酒积""酒癖""酒臌"的范畴，其中酒精性肝纤维化当属于"酒癖"的范畴。对于"酒癖"，古人早有论述。如巢元方在《诸病源候论·酒癖候》中有："夫酒癖者，因大饮酒后，渴而引饮无度，酒与饮俱不散，停滞于胁下，结聚成癖，时时而痛，因即呼为酒癖，其状胁下弦急而痛。"《诸病源候论·酒瘕候》中曰："人有嗜酒，饮酒既多，而食谷常少，积之渐瘦，其病遂常思酒，不得酒即吐，多睡不复能食，云是胃中有虫使然，名为酒瘕者。"文中所描述的纳少、胁痛、消瘦、精神不振等都是酒精性肝纤维化患者的主要症状。其所描述的常思酒、不得酒即吐这些症状，类似于现代医学的酒精依赖的表现。酒精性肝纤维化的病因可归纳为以下几点。

（1）禀赋不足　《灵枢·天年》云："人之始生……以母为基，以父为楯。"即是说人体胚胎的形成全来自父母的精血，故父母的特征可以遗传给子代。中医学把这种现象称之为"先天禀赋"。而先天禀赋的充足与否，决定着人体素质强弱和体质的个性特征。古代医家认识到酒癖的发病与体质因素有一定的联系。如《素问·经脉别论》谓："勇者气行则已，怯者则着而为病也"，隋代巢元方《诸病源候论·酒疸候》云："夫虚劳之人，若饮酒多进谷少者，则胃内生热，因大醉当风入水，则身目发黄"，宋代陈言在《三因极一病证方论·酒疸证治》中指出："盖酒之为物，随人性量不同。有盈石而不醉者，有濡唇而辄乱者"，元代危亦林《世医得效方》中也有相同的记载，明代张介宾在《景岳全书·虚损》中明确指出："凡人之禀赋，脏有阴阳，而酒之性质亦有阴阳"，阐述了过度饮酒所产生的疾病反应因体质不同而不同。清代吴澄《不居集·酒伤》曰："然量之浅

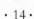

深,脏腑之寒热,禀受之偏胜,则多饮少饮,能饮不饮,亦惟人之自揣何如耳,余又何晓焉。"

(2)脾胃虚弱　　前人已经观察到脾胃虚弱之人易患本病,宋代赵佶《圣济总录·酒癖》云:"胃弱之人,因饮酒过多,酒性辛热,善渴而引饮,遇气道否塞,酒与饮俱不化,停在胁肋,结聚成癖,其状按之有形,或按之有声,胁下弦急胀满,或致痛闷,肌瘦不能食,但因酒得之,故谓之酒癖。"明代张介宾《景岳全书·积聚》云:"凡脾肾不足及虚弱失调之人,多有积聚之病。"《普济方·积聚门》中强调了胃弱之人患酒癖的过程,认为"胃弱之人,因饮酒过多,酒性热使渴而引饮,遇气道否塞,酒与饮俱不化,停在胁肋,结聚成癖。"清代陈士铎《辨证录·五疸门》曰:"然而酒湿之成疸,由于内伤饥饱劳役也。"

(3)饮酒过量　　饮酒过量是本病发生的直接原因。中医学认为酒为水谷之精气,其气慓悍而有毒,属湿热之品。味甘、苦、辛,性湿热,归心、肝、肺、胃经。酒可行药势、通血脉、御寒气,为百药之长,饮必适量,多饮则易酿生湿热之毒,伤及脾胃肝胆,导致疾病的发生。《素问·上古天真论》提出"以酒为浆"而致"半百而衰",宋代陈言《三因极一病证方论·酒疸证治》指出:"以酝酿而成,有大热毒,渗入百脉为病",隋代巢元方《诸病源候论·饮酒后诸病候》曰:"酒性有毒,而复大热,饮之过多,故毒热气,渗溢经络,浸渍腑脏而生诸病也。"明代李时珍《本草纲目·谷部》云:"酒,天之美禄也。面曲之酒,少饮则和血行气,壮神御寒,消愁遣兴;痛饮则伤神耗血,损胃亡精,生痰动火。"

(4)饮食不节　　隋代巢元方《诸病源候论·酒癖宿食不消候》云:"此由饮酒多食鱼脍之类……所以成癖。"宋代《太平圣惠方·治酒癖诸方》引上书之观点:"夫酒癖者,由饮酒,多食鱼脍之类,腹内痞满,因而成渴,渴又饮水,水气与食结聚,兼遇寒气相加,所以成癖。"明代吴正伦《养生类要·食物所忌所宜》云:"酒浆照人无影不可食,酒后食芥辣物,多则缓人筋骨。"清代徐大椿《徐大椿医书全集·杂病证治》指出:"嗜酒食辛,湿热内炽,动火生痰,损伤阴液,则经络失养。"饮食膏粱厚味,水、气、食互结可以发为本病。

综上所述,酒癖的发生与素体禀赋、脾胃虚弱、饮酒过量、饮食不节等因素有关。其中素体禀赋不足、脾胃虚弱、饮食不节可影响本病的发生、转归与预后,而饮酒过量是本病发生的直接原因。

3.非酒精性脂肪性肝病

非酒精性脂肪性肝病(NAFLD)是一种无过量饮酒史,以肝实质细胞脂肪变性和脂肪贮积为特征的临床病理综合征。NAFLD主要包括单纯性脂肪肝、非酒精性脂肪性肝炎(NASH)、脂肪性肝纤维化和肝硬化。NAFLD患者可发生不同程度的肝纤维化,并可发展成肝硬化。实际上,NAFLD对人体的危害更多见于其增加代谢综合征的发生而致心脑血管疾病死亡率的增加。

单纯性脂肪肝组织学改变以肝细胞脂肪变性为主,不伴有肝细胞变性坏死、炎症及纤维化。局灶性肝细胞脂肪变性相对少见,而弥漫性脂肪肝伴正常肝岛罕见。NASH的肝病理特征包括脂肪变性、多种炎性细胞浸润、肝细胞气球样变、坏死、糖原颗粒、Mallory 小体和纤维化。

4. 其他原因导致的肝纤维化

临床也可发现化学毒物中毒性肝炎、自身免疫性肝炎、遗传和代谢性疾病,如血色病、肝豆状核变性、半乳糖血症、肝脏瘀血、继发性胆汁淤积性肝纤维化、血吸虫性肝纤维化(SLF),均系慢性肝脏炎症造成的结果。

其中,临床较为常见的如自身免疫性肝病所致的肝纤维化和 SLF。现代医学认为,自身免疫性肝炎可能是在遗传背景下受某些环境因子或感染因子作用而引发,临床表现轻重不一。自身免疫性肝炎及原发性胆汁性肝硬化(PBC)是产生本病的常见原因,后者主要影响中等大小的肝内胆管,特别是肝内小叶间胆管,通常呈进行性发展,病理表现以淋巴细胞及浆细胞浸润为主的界面性肝炎,从轻度的肝性或肝外表现可快速进展为典型的活动性肝炎或肝纤维化。

SLF 是人体感染血吸虫后,沉积在肝内门静脉分支中的虫卵引起嗜酸性肉芽肿Ⅳ型变态反应性炎症,使得虫卵周围纤维组织大量增生,导致肝组织的损伤而衍变为肝纤维化。肝纤维化是由于胶原纤维的产生和分解失衡,肝组织 ECM 过度沉积的结果。早期 SLF 难以判定,调查表明血吸虫门脉周围感染程度与粪便虫卵量呈正相关,轻度血吸虫病感染者的肝脏组织都表现为 1 级纤维化或者是正常。参照 Child-Pugh 的分级可以对早期血吸虫病肝纤维化进行分期,S1 期和 S2 期的肝纤维化程度比较轻,虽说没有明确的定论,但初步可以判断为早期 SLF。

SLF 应归属于中医学"癥瘕""积聚""蛊病""蛊胀""胁痛"的范畴。中医关于癥瘕一说,见于汉代张仲景的《金匮要略》中"血不利,则为水",膨胀即为寒血凝成瘀,阴气结化浊,瘀浊占据肝、脾、肾诸经,水气停积于大小肠,膀胱居处不行,遂成单臌",又说此为癥瘕。张景岳在《景岳全书》中记载:"以外虽坚满,而中空无物,其象如臌,故名臌胀。又或以血气结聚不可解散,其毒如蛊胀,亦名蛊胀"。古人将臌胀分为气臌、血臌、水臌和虫臌。《灵枢·五邪》中有"邪在肝,则两胁中痛"的论述,肝脾大称"癥瘕""痞块""瘀血"。《灵枢·水胀》称腹水为臌胀,"腹胀,身皆大,色苍黄,腹筋起,此其候也"。据此可证,中医早在几千年前就有对肝纤维化方面的描述和记载。清代医家叶天士《临证指南医案》曰:"初病在气,久病必入血。"《医学发明》上记载:"血者,皆肝之所主,恶血必归于肝,不问何经之伤,必留胁下。"祖国医学对血吸虫病的发病机制虽然说没有完整的见解,在中医古籍中也没有血吸虫肝病这个病名,但不能说明我国古代就没有这个病的发生和流传,历史文献中的"蛊病"和"鼓胀"即有此意。SLF 多因蛊毒侵蚀所致,它是由于蛊毒的长期侵害,导致经隧阻塞,气滞血瘀和血不养肝所引起。

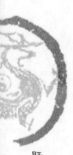

第二节 肝纤维化的发病机制

肝纤维化原先是一个病理名词,是多种慢性肝病发生发展的共同病理过程。HBV、HCV、血吸虫、酒精、胆汁淤滞、肝淤血等各种导致肝脏慢性损害的病因作用于肝脏后,使肝内纤维结缔组织增生与沉积多于降解,疾病加重后使正常肝小叶结构改建,并形成假小叶和结节,肝功能损害逐渐加重,门静脉压力升高,疾病进展成肝硬化及肝癌。

40年前,一般认为肝脏一旦发生了纤维化或肝硬化以后,不可能发生逆转。因此,国际肝病权威专家 Hans Popper 教授在20世纪70年代说过,谁能阻止或延缓肝纤维化的发生,谁就将治愈大多数慢性肝病。可是,在实际临床和中医历代典籍记载中都可以见到,一部分肝硬化甚至个别失代偿的肝硬化患者,经过恰当的治疗后,获得了明显的改善甚至痊愈,这逐渐使人们开始改变原先的认识。近三十年来,随着研究手段的改进尤其是医学分子生物技术的广泛应用,学者们对肝纤维化的发生机制进行了深入地研究,取得了许多重要成果,改变了以往肝纤维化不可逆转的观点,明确提出了肝纤维化完全有可能发生逆转的观点。从生化角度看,肝纤维化主要是肝脏中 ECM 合成分泌的增多、降解的减少。从细胞生物学角度看,肝纤维化是产生胶原的肝间质细胞(主要是肝星状细胞)被激活,继而增生并合成、分泌大量 ECM 的结果。从分子生物学角度看,肝纤维化是各种细胞因子所导致的基因表达调节的异常,即 ECM 基因表达增强、降解 ECM 的酶类基因表达下降。中国中西医结合学会肝病专业委员会2006年8月24日通过了《肝纤维化中西医结合诊疗指南》标志着我国肝纤维化诊治已进入一个新阶段。研究发现,慢性肝病在肝纤维化阶段的病理过程是可逆的,通过早期诊断、药物干预,肝纤维化状态能够得到缓解或者彻底改善。多种细胞因子、多条信号通路参与了 HSC 的活化,针对主要信号通路进行阻断,对防治肝纤维化至关重要。

肝纤维化的肝纤维组织最主要和特异性表现是 MFB 产生,而肝纤维化时的 MFB 主要由 HSC 激活转变而来。此外,MFB 其他可能来源包括:① 门静脉区成纤维细胞。在胆汁淤积性肝损伤模型中,门静脉区成纤维细胞是疾病早期 MFB 的主要来源,但是在晚期,HSC 仍然是 MFB 的主要来源。② 纤维细胞。肝损伤时,起源于造血干细胞的纤维细胞能分化为 MFB,但可能不是其主要的细胞来源。③ 骨髓来源的 MFB。其为明显不同于造血干细胞来源的纤维细胞,但目前尚未明确骨髓来源的 MFB 是否真正参与纤维化形成。④ 上皮细胞-间充质细胞转换(epithelial mesenchymal transition,EMT)。

肝脏的各种细胞、ECM 及介质是肝纤维化显性表达的三个基本成分,它们之间的相互作用、传递信号及正负反馈调节构成了肝纤维化多因素、多环节、多阶段的复杂的发病机制。

一、细胞外基质与肝纤维化

正常时肝脏中细胞外基质(ECM)组分只占肝湿重的 0.5%,包括胶原糖蛋白、非胶原糖蛋白、糖胺多糖(glycosaminoglycan，GAG)、弹性蛋白等。ECM 不仅是起支架作用的静态物质,而且组织有序、代谢活跃,是对细胞、组织和器官的形态、生长、分化和代谢等结构和功能有重要影响的大分子物质。肝组织胶原中Ⅰ、Ⅲ、Ⅳ、Ⅴ、Ⅵ型较多,而以Ⅰ、Ⅲ型为主。Ⅰ、Ⅲ、Ⅴ型胶原是间质胶原,Ⅳ型是基底膜胶原。每克肝组织含胶原 5.5 mg,当肝硬化时含量可高达 30 mg。肝纤维化早期Ⅳ型胶原增多,发展到肝硬化时Ⅰ和Ⅲ型胶原明显增多,尤其Ⅰ型。Ⅵ型胶原在肝纤维化中的作用主要是参与肝血窦毛细血管化。

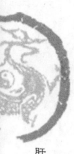

肝纤维化中西医结合诊疗的临床实践

非胶原糖蛋白包括纤维连接素(FN)、层粘连蛋白(层粘素、板层素,LN)、内动素(副层黏糖蛋白,EN)、玻璃体结合蛋白(副纤维连接蛋白,VN)、波状蛋白(粗纤维调节素,UN)、腱蛋白(细胞黏合素,TN)和血小板反应素(血栓黏合素,TSP)等。FN 主要存在于肝血窦壁内,与Ⅰ、Ⅲ、Ⅳ型胶原共同起支架作用,在肝纤维化早期血浆 FN 即明显增高,但这时增高与严重程度不成正比。LN 对细胞的运动、生长及分化等起调节作用,在肝纤维化中起连接基质中大分子成分的作用。VN 由肝细胞合成,一方面作为细胞黏附成分介导肝内各种细胞,另一方面作为一种基质蛋白起连接胶原纤维作用。TN 源于 HSC,在早期基质形成中起一过性作用,其区别于其他基质糖蛋白的特性是有细胞黏附和抗黏附的双重作用。UN 具有调节胶原纤维降解作用。EN 既调节细胞受体与 LN 结合,又起连接 LN 和Ⅳ型胶原作用。TSP 在 LF 中起细胞黏附及扩散、连接胶原基质、免疫调节等作用。

蛋白多糖(proteoglycan，PG)主要是 GAG,包括透明质酸(hyaluronic acid，HA)、硫酸软骨素 A、硫酸软骨素 C、硫酸角质素和硫酸肝素等。GAG 主要源于 HSC,肝纤维化早期以 HA 及硫酸软骨素增多为主,至肝硬化晚期时以硫酸角质素增多为主。过量的 HA 会导致 ECM 的大量沉积。

肝纤维化时,ECM 成分改变、量改变。ECM 不仅在结构上把各种细胞连成一个整体,还参与细胞功能调节。ECM 来源于 ECM 产生细胞,又通过信息传递对各产生细胞发生重要影响作用。正常时,ECM 可为细胞提供极性,具有黏附、迁移、增殖、存活、分化信号等功能。损伤时 ECM 能活化 HSC,促进血管新生,调节生长因子有效活性。

ECM 蛋白成分时时刻刻都在被降解,同时被合成,正常时 ECM 的降解与合成处于动态平衡状态。某些酶类可以降解 ECM 成分,其中研究最多的是基质金属蛋白酶(matrix metalloproteinases，MMPs)和其抑制剂(tissue inhibitor of metalloproteinases,

TIMPs),ECM 的降解酶主要是 MMPs。随着肝受损的进展,MMPs 活性逐渐下降,TIMPs 合成明显增加,致使 ECM 降解减少并大量沉积。

当肝脏受到损伤时,肝窦周隙中 HSC 开始活化,并分泌大量 ECM,导致隔膜增厚,出现肝纤维化。很多因素可以让 ECM 合成或降解,包括生长因子、趋化因子、细胞因子等。如 MMPs 能直接降解基质,而 TIMPs 则间接地诱导 ECM 的沉积。同时,肝细胞经常是很多肝类毒素的作用靶点,受损伤的肝细胞分泌大量的炎症因子,炎症因子可激活 HSC。活化的 HSC 分泌炎症趋化因子,表达细胞黏附因子促进肝细胞的炎症反应,造成恶性循环。HSC 在多种因子作用下被激活,转化为 MFB,表达多种细胞因子及受体,进一步增殖,合成大量 ECM。

Gressner 等提出了 HSC 激活的"三级级联反应模式":① 炎症前期阶段;② 炎症阶段;③ 炎症后期阶段。他认为在炎症前期阶段,肝细胞受损通过释放丝裂原及旁分泌等多种环节促使 HSC 活化增殖;炎症阶段,坏死的肝细胞,炎症细胞被吸收到局部,活化的 KC、单核细胞,以及血小板释放多种细胞因子促使 HSC 转化成 MFB;炎症后期阶段,MFB 通过自分泌和旁分泌促进本身增殖,继续产生各种 ECM 成分,此时,即使致病因子去除,MFB 的自分泌和旁分泌仍可继续进行,肝纤维化仍可持续发展。肝窦间隙中 ECM 增加后可导致内皮小孔及肝微毛细血管丢失,从而导致代谢交换障碍,继而进一步引起门静脉高压,这是引起肝纤维化门静脉高压临床表现的重要分子机制。

二、肝脏各种细胞在肝纤维化中的作用

肝小叶是肝脏的结构功能单位,它由中央静脉、肝板、肝血窦、窦周间隙及胆小管五个部分共同组成。正常肝脏细胞包括上皮细胞、内皮细胞、肝实质细胞,非实质细胞四类。HSC 及 KC 共同组成肝的非实质细胞。肝上皮细胞由细胞角蛋白、E-钙黏蛋白特异性标记,而间质细胞特异性标记为 α-SMA 蛋白及 FSP1 蛋白。正常情况下,血窦和肝实质之间由一层低密度的基底膜隔开,以确保物质的正常代谢交换。

目前认为与肝纤维化有关的细胞包括窦周的肝细胞(hepatic cell,HC)、HSC、窦内皮细胞(sinus endothelial cell,SEC)、KC、陷窝细胞(PiT 淋巴细胞),肝间质的成纤维细胞、胆管细胞、平滑肌细胞,由血循环移入的淋巴细胞、单核细胞、中性粒细胞、肥大细胞等。而中心环节和最主要的是 HSC 的增殖和激活。

HSC 原叫 Ito 细胞、窦周细胞、贮(储)脂细胞,位于窦周 Disse 间隙和 HC 间窝内,其胞质富含维生素 A 脂滴。正常的 HSC 有中等发达的粗面内质网、小高尔基复合体、突出的树突突起,损伤的 HSC 粗面内质网肥大并丧失其细胞质的特征性储存方式。MFB 是各种慢性肝损伤过程中产生 ECM 的主要细胞,而 HSC 是肝纤维化发生过程中 MFB 的主要来源。HSC 的主要功能包括:① 储存脂肪和代谢维生素 A;② 合成和分泌胶原等 ECM 成分;③ 合成 MMPs 及其 TIMPs;④ 调节肝窦内微循环。HSC 的

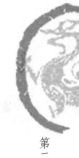

活化是肝纤维化发生的关键和中心事件。

HSC 能向化学趋化剂的部位移动,因此,HSC 在肝内主要分布在炎性间隔内,HSC 的活化增加 ECM 的形成而导致肝纤维化。HSC 的收缩还可能是肝纤维化后门静脉压力增高的重要因素。HSC 几乎能表达基质降解所需要的所有关键成分,在 ECM 降解过程中也起重要作用。

HSC 的活化包括启动(起始)阶段和持续激活(扩展)阶段。启动阶段是指早期基因表达的改变和在旁分泌的细胞因子等刺激因素的作用下产生的细胞表型的改变。HSC 活化的启动主要来自 SEC、KC、HC 等细胞的旁分泌刺激(在肝损伤的早期阶段,几乎所有相邻细胞都可以对 HSC 产生旁分泌而刺激其激活),周围 ECM 影响及暴露于脂质氧化物和受损的肝细胞产物。持续阶段则是这些刺激因素维持 HSC 的活化表型,导致肝纤维化的形成。起始阶段的 HSC 受自分泌和旁分泌的双重调节。所谓旁分泌,就是当肝实质受损伤时,HC、SEC、KC 和血小板均可通过释放血小板衍生生长因子(血小板源生因子、PDGF)、血管内皮生长因子(VEGF)、碱性成纤维细胞生长因子(bFGF)、TGF - β、胰岛素样生长因子(IGF)和内皮素 1(ET - 1)等通过相应的细胞内信号转导通路,活化一系列核转录因子。而间质的损伤破坏了血窦内皮下的功能性基底膜,大量纤维性胶原沉积在 Disse 间隙形成致密的基底膜,导致毛细血管化。经过起始(启动)阶段后,HSC 获得了一系列新的表型:增生性、收缩性、趋化性、纤维增生、纤维降解、视黄酸类丢失、释放细胞因子等。这种已被激活的 HSC 就是产生 ECM 的 MFB。HSC 经过旁分泌、自分泌的维持和扩展,结果 HSC 是大量增生并成为 MFB,从而产生大量 ECM,导致肝纤维化。

肝纤维化时作用于 HSC 的细胞因子很多,引起 HSC 增殖的有 PDGF、ET - 1、HGF、FGF、IGF - 1、血栓素、VEGF;导致收缩的有 ET - 1、NO、加压素;使 HSC 纤维形成的有 TGF - β1、TNF - α、IL - 10;基质降解的有 TNF - α、IL - 10、TGF - β1;致趋化性的有 PDGF、单核细胞趋化因子 - 1(MCP - 1);维生素丢失的有 PDGF。

最近研究表明,各种免疫细胞在肝纤维化发生发展过程中有重要调控作用。KC、NKC、NKT、T 细胞和 B 细胞等经典免疫细胞,以及肝细胞、胆管上皮细胞、肝前体细胞和肝窦内皮细胞等非经典免疫细胞,均可通过分泌不同的细胞因子对 HSC 的活化及纤维增生或降解起调控作用。值得重视的是,KC 在肝纤维化形成和逆转过程中具有双重作用,但尚不清楚这些不同功能的 KC 是来源不同还是表型相互转化所致。此外,有研究发现 NK 和 NKT 在肝纤维化逆转过程中,能够抑制 HSC 的活化、促进纤维溶解,从而发挥抗纤维化作用。

KC 是肝脏的巨噬细胞,能吞噬、杀灭病原微生物,清除内毒素。位于内皮细胞的窦腔面或游离于窦周间歇。KC 和单核细胞浸润表明一些趋化因子受体将影响肝纤维化进展。KC 在肝纤维化中,通过释放 TGF - β、IL - 1、PDGF、肿瘤坏死因子(TNF)等细胞因子,从而激活 HSC。

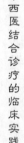

HC 可以合成Ⅰ、Ⅲ、Ⅳ、Ⅴ型胶原,但量远少于 HSC,正常 HC 胞膜对 HSC 的增殖具有接触抑制作用,当 HC 受损时,其胞膜的损坏导致其对 HSC 的接触抑制作用丧失,从而激活 HSC。还有学者认为肝损伤时凋亡肝细胞的凋亡小体使 HSC 活化,一部分由表达在 HSC 的肝细胞 DNA 与 Toll 样受体 9 的相互作用介导(TLR9)。肝细胞也能产生纤维化脂质过氧化物。

SEC 是肝窦壁的主要细胞,数量巨大,除了与肝脏血流动力学关系很大外,还与代谢直接有关,当肝微循环障碍时,SEC 除能分泌少量 ECM(Ⅰ、Ⅲ、Ⅳ型胶原,纤维连接素,层粘连蛋白,蛋白多糖)成分外,还能产生 TGF-β1 和 PDGF 激活 HSC 合成 ECM。

肝脏的淋巴细胞,特别是 CD4[+]辅助性 T 细胞,可通过细胞因子的产生激活 HSC。

最近的研究结果表明,肝脏的 NKC 通过直接杀死活化的 HSC 来抑制肝纤维化。在肝脏损伤的情况下,NK 通过 IFN-γ 诱导 HSC 凋亡。此外,IFN-γ 不仅直接抑制 HSC 的活化,也可以通过 NK 的 NKG2D 和 TRAIL 的上调表达。

三、细胞因子

肝脏在纤维化发生之前总会有着持续的炎症,因此炎性细胞因子在肝纤维化中亦起到了一定的作用。在肝损伤后,KC、HC、HSC、NKC、淋巴细胞和树突状细胞都会分泌炎性细胞因子。细胞因子是一个大家族,包括趋化因子单核细胞趋化蛋白 1(MCP-1)、分泌因子(RANTES)、白细胞介素(IL-1、IL-6、IL-8、IL-10)、生长因子、脂肪因子和可溶性神经体液配体(内源性大麻黄素)。现将与肝纤维化相关的细胞因子按细胞因子家族、细胞因子、生物学作用的顺序简列于表 2-1。

表 2-1 肝纤维化相关的细胞因子

序 号	细胞因子家族、细胞因子	生物学作用
1	转化生长因子(TGFs):TGF-β1/TGF-α、BMP4、BMP6	纤维性增生
2	血小板衍生生长因子(PDGFs):PDGF-β	纤维性增生
3	干细胞因子:干细胞因子	纤维性增生
4	肝细胞生长因子(HGF):HGF	纤维性增生、再生、抗纤维化
5	结缔组织生长因子(CTGF):CTGF(CCN2)	纤维性增生
6	FGFs:aFGF、bFGF	纤维性增生
7	内皮肽 1(ET-1):ET-1	纤维性增生,趋化性/炎症性
8	瘦素(leptin):瘦素	瘦素纤维性
9	纤溶酶原:uPA/PAI-1	纤维性增生
10	血管内皮生长因子(VEGFs):VEGF	纤维性增生
11	胰岛素样生长因子(IGFs):IGF-Ⅰ、TGF-Ⅱ	纤维性增生
12	凝血酶:未知	纤维性增生

序号	细胞因子家族、细胞因子	生物学作用
13	精氨酰-甘氨酰-天冬氨酸序列肽（RGD - containing）、整合素配体	纤维性增生
14	胶原纤维：胶原酶Ⅰ、胶原酶Ⅱ	纤维性增生
15	大麻素：未知	纤维性增生
16	嘌呤：普遍存在	纤维性增生
17	腺苷：普遍存在	纤维性增生
18	肾素-血管紧张素：血管紧张素Ⅱ、肾素血管紧张素转换酶（ACE）	纤维性增生
19	5-羟色胺：未知	纤维性增生
20	半乳糖结合凝集素（galectins）：Galectin - 3	纤维性增生
21	糖代谢终产物（AGE）：未知	趋化性/炎症性
22	巨噬细胞集落刺激因子（M - CSF）：M - CSF	趋化性/炎症性
23	血小板活化因子（PAF）：PAF	趋化性/炎症性
24	CD40：CD40	趋化性/炎症性
25	肿瘤坏死因子-α（TNF-α）	趋化性/炎症性
26	趋化因子：CXCL - 1、MCP - 1、RANTES、MIP - 1、IL - 8、嗜酸性粒细胞活化趋化因子	趋化性/炎症性
27	阿片样物质：未知	趋化性/炎症性
28	氧化低密度脂蛋白（ox - LDL）：未知	趋化性/炎症性
29	Toll样受体配体：未知	趋化性/炎症性
30	IL - 6：IL - 6	再生
31	神经营养因子（NTs）、神经生长因子（NGF）、脑源性神经营养因子（BDNF）、神经营养因子- 4（NT - 4）、神经营养因子- 4/5（NT - 4/5）	再生
32	IL - 10：IL - 10	抗纤维化
33	脂联素：脂联素	抗纤维化
34	活化素：活化素	抗纤维化
35	Fas信号：未知	未知
36	胱抑素：胱抑素	多样性
37	儿茶酚胺：去甲肾上腺素	多样性
38	5-羟色胺（5 - HT）：未知	多样性
39	肾上腺髓质素：肾上腺髓质素	多样性
40	补体级联：未知	多样性
41	利钠肽：未知	多样性

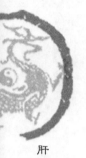

这其中，与肝纤维化发病机制关系最主要的细胞因子有 TGF - β、PDGF、FGF、EGF、CTGF、IGF - 1、VEGF，而 PDGF 是 HSC 最强有丝分裂原，从而促进其细胞增殖。

根据细胞因子对 HSC 增殖、分化和 ECM 合成的影响，可将肝纤维化相关性细胞因子分为刺激因子和抑制因子两大类。刺激因子分类：① 直接刺激因子，包括 TGF - β、PDGF、IGF - 1、EGF、FGF 等，其中 TGF - β 在肝纤维化形成中的作用最重要。这些细胞因子主要通过增加 HSC 的 ECM 基因表达和翻译或刺激 HSC 增殖、分化起作用。② 间接刺激因子,包括 TNF - α、IL - 4、IL - 6、PAF 等,通过促进炎症反应或作为巨噬细胞、HSC 增殖和活化的刺激物,间接促进肝纤维化形成。抑制因子主要通过抑制 HSC 增殖和 ECM 合成而起作用,如 α 干扰素(IFN - α)、IFN - β、γ 干扰素(IFN - γ)及 IL - 10 等,其中 IFN - γ 的作用最为突出。

(1) TGF - β   TGF - β 是目前发现的最重要的 ECM 沉淀促进剂,在 TGF - β 作用下,HSC 转化为 MFB,增加合成和分泌胶原等 ECM,同时 HSC 又以自分泌和旁分泌方式,上调 TGF - β 的表达,加速肝纤维化的进展。此外,TGF - β 还能激活 TIMPs 抑制 MMPs 的活性,降低 ECM 的降解。随着肝纤维化程度的加深,TGF - β 在组织中的表达逐渐增加,血清水平升高,这些可用于判断肝纤维化程度和肝脏受损程度。动物活体实验表明,敲除了 smad3(TGF - β 受体的下游转录因子)的大鼠没有发展为肝纤维化。阻断 TGF - β 的活性能有效地抑制各种器官对损伤所产生的纤维化反应。TGF - β 不仅可以促进 ECM 的合成,还可以下调间质胶原酶和其他 MMPs,上调抗蛋白酶。TGF - β 具有双面调节作用,正常表达时能够抑制炎症反应,抑制细胞增殖;过度表达时却可致组织纤维化。

(2) IFN - γ   IFN - γ 是目前研究最广泛的抗纤维化 CK(细胞因子)。研究发现,IFN - γ 可抑制肝纤维化的鼠 HSC 激活和增生,降低细胞外基质沉积及 I 型前胶原、层粘连蛋白、纤维连接蛋白 mRNA 的表达。其抗肝纤维化机制包括以下几方面:抑制 HSC 的激活增殖;抑制胶原等 ECM 的合成,促进胶原酶的产生,增加 ECM 的降解;促进地诺前列酮(PGE_2)的释放以抑制胶原的合成。

四、信号转导通路

细胞因子释放后与受体相结合是通过调控相应的信号转导通路实现生物应答反应的。肝纤维化的机制非常复杂,已知涉及多个信号通路,而且它们之间还互相影响、互相调节。现认为主要的信号转导通路如下。

(1) JAK/STAT 通路   瘦素和 IFN - γ 能够激活 JAK(Janus kinase,Janus 激酶)/信号转导子和转录激活子(signal transducer and activator of transcription, STAT)通路,从而调节涉及肝纤维化的众多靶基因的转录增加。干扰素、瘦素、IL 等均能通过 JAK/STAT 信号通路发挥作用。Lakner 等发现 JAK/STAT 信号通路从基因和蛋白水平起作用,并导致胶原蛋白的表达增加。国内外学者均发现 JAK - STAT 信号表达紊乱的动物模型易发展为肝纤维化。

(2) PPAR 途径   脂联素(adiponectin)与其特异性受体 AdipoR 结合后可以通过过氧化物酶体增殖物激活受体(peroxisome proliferation-activated receptor, PPAR)途径抑制肝纤维化的形成。PPAR - α 可诱导 Cyp4A 从而启动氧化应激,其表达丧失可导致肝脏脂肪变性。PPAR 是一种配体激活受体。PPAR-γ 与肝纤维化密切相关，是参与 HSC 活化的重要细胞分化转录因子。相关研究显示，随着肝纤维化的发展，HSC 活化，PPAR-γ 的表达减少。Moran Salvador 等的动物实验表明敲除 *PPAR-γ* 基因小鼠表现出明显炎症和纤维化，表明 PPAR-γ 可维持 HSC 处于静止状态，在肝脏的非实质细胞中发挥保护作用。

（3）Smads 通路　　当 TGF-β 与其二聚体化的受体 TGF-βR 结合后，会集结 Smad2 和 Smad3 蛋白，磷酸化后释放入细胞质并与 Smad4 蛋白聚合。这些异二聚体移位至细胞核内并调控纤维化发生基因的转录。TGF-β 是目前发现的最重要的 ECM 沉淀促进剂，Smads 蛋白是后信使蛋白，在 TGF-β 信号通路转导过程中起关键作用，介导 TGF-β 信号从细胞膜传入细胞核。TGF-β/Smad 途径是 TGF-β 在肝纤维化的启动和 HSC 的活化和转化过程中发挥关键作用的最常见途径。

（4）ERK 通路　　PDGF 与其受体 PDGFR 相结合后通过激活细胞外信号调节激酶（extracellular signal-regulated kinase，ERK）途径调控纤维化基因的转录。

（5）PI3K/Akt 信号通路　　PI3K 是 Whitman 等发现的一种信使蛋白，与细胞内信号转导密切相关。Akt 是一种丝氨酸/苏氨酸蛋白激酶，由原癌基因 c-akt 编码。目前已有多项研究表明，PI3K/Akt 信号通路在肝脏 ECM 产生和降解中起到重要作用。

（6）Wnt 信号转导通路　　Wnt 信号通路包括经典及非经典通路，由 Wnt 蛋白、Dsh、胞膜受体 FZD 家族、GSK3 等蛋白共同组成。最新研究发现 Wnt 信号转导通路与肝脏炎症关系密切，并且参与了 HSC 的活化及肝纤维化的发生。

（7）NF-κB 信号通路　　核转录因子 κB（nuclear factor κB，NF-κB）是重要的核转录因子，通过调节炎症反应促进肝纤维化的发生。在受到炎症因子刺激下，NF-κB 活化，启动以上因子的转录，导致促炎因子产生，引起肝脏炎症发生。

（8）MAPK 信号通路　　MAPK 信号通路包括 ERK/MAPK 信号通路、JNK/MAPK 信号通路和 P38/MAPK 信号通路，以上信号通路均能影响 HSC 的增殖，调节细胞增殖、凋亡和生存作用。

现在对各细胞因子和相对应的信号通路在肝纤维化病情进展过程中哪一个或几个起到主导地位尚未清楚；各个不同的信号通路之间是否存在协同或拮抗作用也还有待研究。

五、肝纤维化的中医病机认识

传统的中医学中没有"肝纤维化"这一名称，但中医学对肝病的认识和证候分类早有历史渊源。中医理论从宏观角度解释了肝病"癥积""胁痛""积聚""鼓胀""痞块""瘀血""肝积""黄疸"等从"正虚血瘀""湿热瘀毒"辨证的因证施治的观念，正虚主要表现为

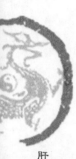

气阴两虚;血瘀则主要表现为瘀血阻络。其基本证型为气阴虚损、瘀血阻络。典型表现有疲倦乏力,食欲不振,大便异常,肝区不适或胀或痛,面色晦暗,舌暗红,舌下静脉曲张,脉弦细等。基本治法为益气养阴、活血化瘀。有研究认为湿热疫毒入侵和正气不足是乙型肝炎肝纤维化的主要原因,热毒瘀结、肝脾损伤,为肝纤维化形成的病机关键,湿热与疫毒胶着难去则导致疾病的持续存在和慢性进展,其病机演变过程(湿热-血瘀-瘀热-湿热瘀毒-气阴亏耗)是肝纤维化形成和加重的重要环节,其中湿热瘀毒最为关键。另有学者认为肝纤维化的病变机制是湿、热、毒郁结,肝、脾、肾失调,湿热毒郁结是致病的原因,肝、脾、肾损伤是发病的表证。其中,血瘀是乙型肝炎肝纤维化病理机制的主要起因,湿热瘀毒难尽是持续因素,正气虚弱是内因,肝肾阴虚乃至肝脾肾损伤是演变结果。又有学者认为在肝纤维化的发病过程中,血瘀与痰湿既相互伴生又互为因果。瘀血阻络,必阻碍气机,气机阻滞,津液不布,水湿不化,而聚湿生痰;同理,痰湿阻络,亦必阻碍气机,血为气之母,气为血之帅,气机阻滞,血行不畅,可致瘀阻经络,从而导致肝纤维化的发生发展。湿、热、毒、瘀、虚是基本的病理因素。肝、脾、肾功能失调,气、血、津液搏结,以致气滞血瘀,津液涩滞,肝络瘀阻而发为"肝积""肝着"。即由实而虚,由表及里,由气入血,由轻到重的过程,基本病机可概括为本虚标实,虚实夹杂。

中医对酒精性肝纤维化病机的认识:其病机演变过程中,脾胃损伤、肝脾不调为贯穿始终的病理因素;而气、血、痰、湿的产生与变化,以及正气与邪气的对抗与失衡是决定疾病发生、发展与预后的决定因素。《黄帝内经》已经认识到饮酒过量可以导致疾病的发生,病机有耗伤精气、内伤脾胃、熏蒸肝胆等论述。《素问·上古天真论》:"以酒为浆,以妄为常,醉以入房,以欲竭其精,以耗散其真,不知持满,不时御神,务快其心,逆于生乐,起居无节,故半百而衰也。"《素问·厥论》:"酒入于胃,则络脉满而经脉虚,脾主为胃行其津液者也。阴气虚则阳气入,阳气入则胃不和,胃不和则精气竭,精气竭则不营其四支也。"《灵枢·论勇》:"酒者,水谷之精,熟谷之液也,其气慓悍,其入于胃中,则胃胀,气上逆,满于胸中,肝浮胆横。当是之时,固比于勇士,气衰则悔。"隋代巢元方著的《诸病源候论》对本病的论述涉及多篇,对其发病机制和临床表现有精辟的阐发。《诸病源候论·酒癖候》篇中记载:"夫酒癖者,因大饮酒后,渴而引饮无度,酒与饮俱不散,停滞在于胁肋下,结聚成癖,时时而痛,因即呼为酒癖。其状,胁下气急而痛。"首次提出了"酒癖"的病名。文中所描述的"酒与饮俱不散,停滞在于胁肋下,结聚成癖"是酒癖的病机,"胁下气急而痛"是酒癖患者的主要症状。同书《饮酒后诸病候》曰:"酒性有毒,而复大热,饮之过多,故毒热气,渗溢经络,浸渍腑脏而生诸病也",《酒疸候》曰:"大虚劳之人,若饮酒多进谷少者,则胃内生热。因大醉当风入水,则身目发黄,心中懊痛,足胫满,小便黄,面发赤斑。"《恶酒候》曰:"酒者,水谷之精也,其气慓悍而有大毒,入于胃则酒胀气逆,上逆于胸,内熏于肝胆,故令肝浮胆横,而狂悖变怒,失于常性,故云恶酒也"。《饮酒大醉连日不解候》曰:"饮酒过多,酒毒渍于肠胃,流溢经络,使血脉充满,令人烦毒……是酒热毒气所为"。《饮酒中毒候》指出:"凡酒性有毒,人若饮之,有不能消,便令

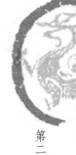

人烦毒闷乱。"详细地阐述了饮酒致病的病机，认为酒饮互结，酒热毒气滞于肠胃，熏蒸肝胆，伤及脏腑，发生多种疾病。唐代王焘《外台秘要·酒癖饮方三首》曰："深师消饮丸疗酒癖，饮酒停痰水不消，满逆呕吐"，认识到饮酒后酒、痰、水互结形成酒癖，主要表现为满逆、呕吐，并收集了温脾丸、倍术丸等多种治疗酒癖的方剂。孙思邈《千金翼方·黄疸》云："酒癖胸心胀满，肌肉沉重，逆害饮食，小便赤黄。此根本虚劳，风冷饮食冲心，由脾胃客痰所致。"认识到酒癖是以虚劳为本，以痰为标的本虚标实证。宋代《三因极一病证方论·酒疸证治》指出："以酝酿而成，有大热毒，渗入百脉为病。"《圣济总录·酒癖》云："胃弱之人，因饮酒过多，酒性辛热，善渴而引饮，遇气道否塞，酒与饮俱不化，停在胁肋，结聚成癖，其状按之有形，或按之有声，胁下弦急胀满，或致痛闷，肌瘦不能食，但因酒得之，故谓之酒癖"，强调了胃弱之人容易患酒癖，认为其病机主要是气机失调、酒痰互结，并详细描述了其主要症状。《太平圣惠方·治饮酒后诸病诸方》记载："夫酒性有毒，而复大热，饮之过多，故毒热之气，渗溢经络，浸溃腑脏，而生诸病也。或烦毒壮热，而似伤寒；或洒淅恶寒，有同温疟；或吐利不安；或呕逆烦闷，随脏气虚实而生病焉。病候非一，故云诸病也。"并认为："因大饮酒后，渴而引饮无度，酒与饮俱不散，停滞在于胁肋之下，结聚成癖。时时而痛，因即呼为酒癖。""夫酒癖者，由饮酒，多食鱼脍之类，腹内痞满，因而成渴，渴又饮水，水气与食结聚，兼遇寒气相加，所以成癖。""其状，胁下弦急，胀满而痛者是也。""治酒癖，因酒后饮水，停留于胸膈之间，及两胁下痛，短气而渴。"这认为本病的病机涉及酒、水、气、食、寒等。《金生指迷方·消证》谓："又有积久饮酒，酒性酷热，熏蒸五脏，津液枯燥而血涩，其状渴而肉不消。"这阐述了长时间饮酒可以耗伤血、津的病理变化。金元时期，刘完素的《素问玄机原病式·六气为病》曰："酒之味苦而性热，能养心火，久饮之，则肠胃怫热郁结，而气液不能宣通。"提出久饮可致气机不畅，湿热内蕴，痰饮内停。李杲的《脾胃论·脾胃虚实传变论》曰："脾胃之气既伤，而元气亦不能充，而诸病之所由生也。"《兰室秘藏·劳倦所伤论》："推其百病之源，皆因饮食劳倦，而胃气、元气散解，不能滋荣百脉，灌溉脏腑，卫护周身之所致也。"强调了脾胃虚弱容易导致疾病的发生。《东垣试效方·饮食劳倦门》曰："酒性大热已伤元气……况亦损肾水，真阴及有形阴血俱为不足，如此则阴血愈虚，真水愈弱，阳毒之热大旺，反增其阴火，是谓元气消亡，七神何依，折人长命，虽不然则虚损之病成矣。"认为饮酒可致气血亏虚，形成虚损。朱震亨的《丹溪手镜》："又因食、酒、肉、水、涎、血、气入积，皆因偏爱，停留不散，日久成积块。"危亦林在《世医得效方》中指出："盖酒之为物，随人性量不同。有盈石而不醉者，有濡吻而辄乱者"则强调了体质因素也可以影响疾病的反应。《普济方·积聚门》中强调了胃弱之人患酒癖的过程，认为"胃弱之人，因饮酒过多，酒性热使渴而引饮，遇气道否塞，酒与饮俱不化，停在胁肋，结聚成癖"。吴正伦《养生类要·食物所忌所宜》云："酒味辛热，饮之体软神昏，是其有毒也……若恒饮过多，则熏灼心肺，生痰动火，甚则损肠烂胃，溃髓蒸筋，伤神损寿。"李时珍《本草纲目·谷部》曰："酒，天之美禄也。面曲之酒，少饮则和血行气，壮神御寒，消愁遣兴；痛饮则伤神耗血，损胃亡精，生

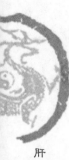

痰动火""过饮败胃伤胆,丧心损寿,甚则黑肠腐胃而死"。又曰:"热能燥金耗血,大肠受刑"。李中梓的《医宗必读·谷部》曰:"过饮则损胃耗血,生痰动火。故夫沉湎无度,醉以为常者,轻则致疾,重则亡身。"张介宾《景岳全书·饮食》:"凡饮酒致伤者,……以酒湿伤脾,致生痰逆呕吐,胸膈痞塞,饮食减少""酒者,一以酒湿伤脾……,一以酒热伤阴或致发热动血……,一以酒质伤脏"。缪希雍的《先醒斋医学广笔记·饮》记载:"因酒而得者则多湿热。"秦景明的《症因脉治·内伤泄泻》云:"其人浩饮失度,或饮冷酒,伤其肠胃,湿热之气,蒸酿于中,积温成热,火生寅卯,则五更发泄矣。"指出过量饮酒,热气积聚于内,湿热损伤肠胃,则病五更泄;湿热伤及脾土,则作酒积腹痛。万全的《万氏家传点点经·二十五证》云:"酒毒湿热非常,肆意痛饮,脏腑受害,病发不一。"龚廷贤在《寿世保元·嗜酒丧身》中记载:"饮者不过,量力而已,过则耗伤血气也。"迄至清代,对本病病因病机的认识更加丰富。汪昂的《本草备要·谷菜部》曰:"过饮则伤神耗血,损胃灼精,动火生痰,发怒助欲,致生湿热诸病。"吴仪洛的《本草从新·酒》也有相同的记载。何梦瑶的《医碥·杂证》记载:"酒性极热而亲上,心肺受之,不独胆也。酒入则气强,故无所畏。气之降者属肺,升者属肝胆,肝阴胆阳。酒气乃阳升之极者,古属之胆耳。"可知胆与酒的关系密切,酒不仅直接伤肝气,还直接伤及胆腑。张璐在《张氏医通·伤饮食》中云:"酒之余质,其烈性惟胆独当之。"《张氏医通·腹满》曰:"嗜酒之人,病腹胀如斗……此得之湿热伤脾阴,不能统血。胃虽受谷,脾不输运,故成痞胀。"吴澄的《不居集·酒伤》曰:"少饮之则宣和气血,壮神御寒;多饮之则损神耗血,腐胃烁精;沉湎不歇,毒流肠胃,暗损天年,渐消元气,多变虚损。""凡纵酒者,既能伤阴,尤能损阳。"徐大椿的《徐大椿医书全集·杂病证治》"伤酒"篇指出:"酒性纯阳,气热质湿,少饮固能御邪助神,壮气活血,恣饮则必生痰动火,耗气烁阴……而不知纵饮自戕之所害也。""酒积内滞,遏热不化,久则有伤脏腑,热迫血动,渗于大肠,故下血不止焉。""盖酒之悍气可平,而湿热之形质损气烁阴终久不变。"林佩琴的《类证治裁·吐血》指出:"若烟酒伤肺,烟辛泄肺,酒热戕胃,皆能助火动血。"周学海在《读医随笔·证治类》中概括说:"凡病之气结、血凝、痰饮……积聚、痞满……虚损,皆肝气之不能舒畅所致也。或肝虚而力不能舒或肝郁而力不得舒,日久遂气停血滞。"陈梦雷的《古今图书集成医部全录·饮食门》亦曰:"酒性喜升,气必随之,痰郁于上,溺涩赤于下。肺受贼邪,……肺气得热,必大伤耗。"

参 考 文 献

[1] 高丽英,贾建伟,张华伟.自身免疫性肝炎中医辨治探微[J].黑龙江中医药,2007,(1):27,28.
[2] 刘静,孟祥伟.自身免疫性肝炎及肝硬化的诊断进展[J].吉林医学,2009,1(30):85,86.
[3] 吴忠康.扶正祛瘀法治疗血吸虫病肝纤维化的临床研究[J].中西医结合肝病杂志,2014,24(6):340,341.
[4] 吴忠廉,何立.血吸虫病肝纤维化中医药治疗进展[J].中国血吸虫病防治杂志,2013,25(4):422,423.
[5] 巫协宁.临床肝胆系病学[M].上海:上海科学技术文献出版社,2003:220-227.
[6] 程明亮,杨长青.肝纤维化的基础研究及临床(第二版)[M].北京:人民卫生出版社,2002:20-85.
[7] 姚光弼.临床肝脏病学[M].上海:上海科学技术出版社,2004:350,457.

[8] 中国中西医结合学会肝病专业委员会.肝纤维化中西医结合诊疗指南[J].中华肝脏病杂志,2006,14(11)：1052-1056.

[9] 张伟,贾继东.肝纤维化的发病机制及治疗新靶点[J].临床肝胆病杂志,2017,33(3)：409-412.

[10] 程明亮,周明玉.中医药防治肝纤维化[J].中华中医药杂志,2011,26(12)：2761-2765.

[11] 杨小瑜.肝纤维化的发病机制研究进展[J].山东医药,2017,57(11)：108-110.

[12] 安纪红,乔杰,张亚丽.肝纤维化发病机制[J].肝脏,2012,17(10)：740-743.

[13] 盛婷,傅念,阳学风,等.肝纤维化发病机制中细胞和分子机制的研究进展[J].现代生物医学进展,2015,15(12)：2358-2362.

[14] 朱亚平,卜淑蕊.肝纤维化发病机制研究新进展[J].肝脏,2016,21(5)：401-403.

[15] 薛博瑜.清化瘀毒法治疗肝纤维化的体会[J].江苏中医药,2007.39(5)：5.

[16] 姜星火,赵红兵.对慢性乙型肝炎肝纤维化病因病理的认识[J].中国医药导报,2009,32(6)：165.

[17] 魏国政,王艳.痰淤与肝纤维化的关系[J].时珍中医中药,2008,19(6)：1488.

[18] 谢绍武.中医药治疗慢性乙型肝炎肝纤维化研究进展[J].中医药临床杂志,2012,24(12)：1235-1239.

[19] Guo J, Friedman S L. Hepatic fibrogenesis[J]. Seminars in Liver Disease, 2007, 27(4)：413-426.

[20] 潘金,踞坚.JAK-STAT 信号转导通路在肝纤维化形成中的作用[J].临床肝胆病杂志,2013,29(5)：393-396.

[21] Bataller R. NADPH oxidase signal transduces angiotensin II in hepatic stellate cells and is critical in hepatic fibrosis[J]. The Journal of Clinical Investigation, 2003, 112(9)：1383-1394.

[22] Gressner A M, Polzar B, Lahme B, et al. Induction of rat Iiver Parenchymal cell apoptosis by hepaticmyofibroblasts via transforming growth factor beta[J]. Hepatology, 1996, 23：571-581.

[23] Vinas O. Human hepatic stellate cells show features of antigen-presenting cells and stimulate lymphocyte proliferation[J]. Hepatology, 2003, 38(4)：919-929.

[24] 黄越龙,周春光,陈燕.TGF/Smad 信号通路与肝纤维化的研究进展[J].实用医学杂志,2011,27(10)：1183,1184.

[25] Gao B, Waisman A. Th17 cells regulate liver fibrosis by targeting multiple cell types：many birds with one stone[J]. Gastroenterology, 2012, 143(3)：536-539.

[26] 刘小菁,刘芳,肖文君,等.肝窦内皮细胞条件培养基对肝星状细胞表达结缔组织生长因子的影响[J].世界华人消化杂志,2000,8(11)：1295-1297.

[27] 王华,魏伟.肝纤维化与细胞因子的关系[J].中国药理学通报,2002,18(2)：132-136.

[28] Shi Y. Structural insights on Smad function in TGF-β signaling[J]. Bioessays, 2001, 23(3)：223-232.

[29] Lakner A M, Moore C C, Gulledge A A, et al. Daily genetic profiling indicates JAK/STAT signalingpromotes early hepatic stellate cell transdiffenentiation[J]. World Journal of Gastroenterology, 2010, 16(40)：5047.

[30] Whitman M, Downes C P, Keeler M, et al. Type I phosphatidylinositol kinase makes a novel inositol phospholipid, phosphatidylinositol-3-phosphate[J]. Nature, 1988, 332(6165)：644-646.

[31] Ahmadian M, Suh J M, Hah N, et al. PPARγ signaling and metabolism：the good, the bad and the future [J]. Nature Medicine, 2013, 19(5)：557-566.

[32] Tsukamoto H, Zhu N L, Wang J, et al. Morphogens and hepatic stellate cell fate regulation in chronic liver disease[J]. Journal of Gastroenterology & Hepatology, 2012, 27(Supplement s2)：94-98.

[33] 侯艳锋,李辉,梁漂丹,等.肝纤维化信号转导通路研究进展[J].中西医结合肝病杂志,2014,24(6)：375,376.

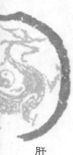

肝纤维化中西医结合诊疗的临床实践

第三章 肝纤维化的诊断

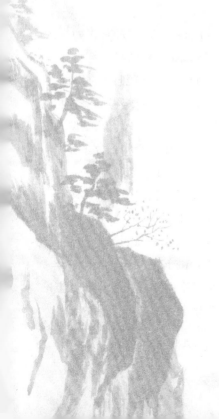

第一节　临　床　表　现

肝纤维化是一种由于各种致病因子所导致的肝内结缔组织异常增生,引起肝内弥漫性 ECM 过度沉淀所导致的疾病,并不是一个独立的疾病,有很多慢性肝脏疾病可以引发肝纤维化。肝纤维化的具体症状如下。

(1) 疲倦无力　　此症为肝纤维化早期常见症状之一。

(2) 食欲减退　　有时伴有恶心、呕吐,多由慢性肝炎肝脏损害时胃肠道分泌与吸收功能紊乱所致。

(3) 慢性消化不良症状　　进食后上腹部饱胀、便秘或腹泻、肝区隐痛等。

(4) 慢性胃炎症状　　主要有反酸、嗳气、上腹部隐痛及上腹饱胀等胃部症状。

(5) 出血症状　　包括鼻衄、牙龈出血、皮肤和黏膜有紫斑或出血点,女性常有月经过多。

也有一些患者可变现为无明显症状,易漏诊。

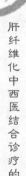

第二节　血　清　学　诊　断

目前应用较多的直接标志物有血清 HA、Ⅲ型胶原蛋白(PⅢP)、Ⅳ型胶原(Ⅳ-C)、LN、MMPs、解聚素金属蛋白酶(adisintegrin and metalloproteinase, ADAM)。

已知的直接标志物因其具有较多缺陷而无法成为理想的诊断肝纤维化的指标:① 反应基质代谢的速率在有明显的炎症活动时趋于更高水平,因此,在有轻微的炎症出现时,大量的基质沉积可能不会被检测出来;② 没有肝脏特异性;③ 受自身代谢、清除或分泌因素的影响等。如高于正常参考值可考虑已经肝纤维化了,但血清学指标并不完全与肝脏纤维化病理改变相对应,它们数值的高低也不能完全代表纤维化程度的高低。

为了提高血清学无创诊断的效率,近 10 年国内外学者建立了多种基于血清多项指标的诊断模型。应用于肝炎肝纤维化的无创诊断模型主要有 Fibrometer、APRI 评分、Hepascore、FibroTest、Fibrospect、MP3、FPI、ELF、FIB-4 指数、Fibroindex、FibroSure等。在临床上有充分立足点的无创性诊断模型有 APRI 和 FibroTest。2017 年APASL 提出的《肝纤维化有创和无创评估共识指南》亦推荐可将血清学指标用于诊断或排除显著肝纤维化和肝硬化,且 FibroTest 和 APRI 被推荐作为诊断肝硬化的首选血清学指标。

一、Fibro Test 检查(FT)

FT 模型于 2001 年首先由法国 Imbcrt‐Bismut 研究小组建立,之后不断地调整修改,广泛应用于各种原因导致的肝纤维化的诊断。具体方法为测定患者的血清,检测 α2‐巨球蛋白(α2‐macroglobulin,α2‐MG)、结合珠蛋白(haptoglobin,HP)、载脂蛋白‐A1(ApoA1)、总胆红素(total bilirubin,TBIL)和谷氨酰转肽酶(gamma-glutamyltransferase,GGT)5 项指标的数值,并根据其结果结合患者的年龄和性别计算出 FT 的数值。

计算公式:$FT = 4.467 \times \log(\alpha2‐MG) - 1.357 \times \log(HP) + 1.017 \times \log(GGT) + 0.0281 \times (年龄) + 1.737 \times \log(TBIL) - 1.184 \times (ApoA1) + 0.301 \times (性别,男 = 1、女 = 0) - 5.540$。通过 FT 值可以判断肝纤维化的严重程度。

二、APRI 评分

APRI 为天门冬氨酸氨基转移酶与血小板比值指数,是无创性肝纤维化诊断模型之一,其利用肝纤维化(F0～2)和肝硬化(F5～6)的 AUC 值进行两者的区别,从而达到预测肝纤维化程度的效果。

计算公式:$APRI = (AST/AST 正常值上限) \times 100/PLT(10^9/L)$,正常值上限为 40 U/mL。

三、基于 4 因子的肝纤维化指标(FIB‐4)

FIB‐4 指数是 2006 年由史特林(Sterling)首先提出的一种无创性评估慢性肝病患者肝纤维化的一种方法。

计算公式:FIB‐4 =(年龄×AST)/(PLT×ALT 的平方根)。

不同的肝病 FIB‐4 指数评价的临界值略有不同。对于 CHB 或 CHC,FIB‐4 指数<1.45 者无明显肝纤维化或只有 2 级以下的肝纤维化,与肝穿刺病毒学结果的符合率为 94.7%;而 FIB‐4 指数>3.25 者的肝纤维化程度为 3～4 级或以上,与肝穿刺病毒学结果的符合率为 82.1%。对于非酒精性脂肪肝,2 级以下或 3～4 级以上的肝纤维化临界值分别为<1.3 和>2.67。但也有研究认为,FIB‐4 指数对于排除明显肝纤维化更准确,优于对严重肝纤维化的诊断。

第三节 影像学诊断

无创影像诊断技术包括用于检测肝硬化的传统超声检查、CT、MRI,以及近年来应用于肝纤维化诊断的瞬时弹性成像技术(transient elastography,TE)、声辐射力脉冲(acoustic radiation force impulse,ARFI)、磁共振弹性成像(magnetic resonance elastography,MRE)等。

一、超声

腹部超声在肝纤维化诊断中具有价格低廉、操作简单、无创等特点,比较容易被患者所接受。腹部超声主要从肝脏包膜光滑度、血管走行、胆囊壁状态、脾脏厚度、肋下长度及门静脉主干内径等多方面来评价肝纤维化程度。如果见到肝包膜不(欠)光滑、粗糙、肝内网格状、血管走向不清等描述,可以认定是肝纤维化,而且程度可能已经较严重,此时抗肝纤维化治疗可能为时已晚。

二、CT 和 MRI 检测

CT 对肝体积的量化及血流灌注的研究,MRI 各种功能成像的出现和各种方法的合理结合,为临床早诊断、早治疗肝纤维化及早期肝硬化提供了有价值的帮助。CT 显示肝左叶上下径和体积指数增大、肝裂增宽、胆囊肿大或萎缩及囊壁增厚等形态学改变,以及胃底静脉曲张、腹水形成等门静脉高压的表现,反映肝纤维化逐渐向肝硬化发展的动态演进过程和肝损害程度的逐步加剧。CT 和 MRI 尚处在研究阶段,受到诸多条件限制,在对肝纤维化程度的判定中,尤其是轻、中度患者的各项指标有重叠,各参数值尚未标准化,距离真正应用于临床还有一段距离。另诊断费用较高,患者难以接受。

三、TE 检查

通过测量肝脏硬度值(liver stiffness measurement,LSM)来反映肝纤维化程度,应用该技术检测慢性肝炎患者肝脏硬度、评估肝纤维化进展的有效性被临床实践证实。目前已被美国肝病研究学会(American Association for the Study of Liver Diseases,AASLD)、欧洲肝脏研究学会(European Association for the Study of the Liver,EASL)、亚太肝病研究学会(The Asian Pacific Association for the Study of the Liver,

APASL)及中华医学会肝病学会指南推荐。值得注意的是,如患者合并腹水、肥胖或肋间隙过窄可能导致 TE 测定失败,且肝脏炎症、胆汁淤积、肝脏淤血、进食等均可影响 LSM,进而影响 TE 对肝纤维化程度判断的准确性。

四、ARFI 检查

此技术采用二维超声成像,尤其适用于弥漫性、不均匀性、局灶性病变。

随着 MRI 技术发展,磁共振弹性成像(MRE)产生。MRE 将影像学与生物力学相联系,是测量肝纤维化的一种新的尝试和思路。MRE 则可用于检测和评估整个肝脏,其在肝纤维化不同病理分期诊断中的灵敏度、特异度分别可达 87%～91%、91%～92%,受试者工作特征曲线下面积可达 0.95 以上。

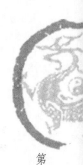

第四节　肝脏病理诊断

肝纤维化是慢性肝损伤后的一种修复反应。在各种致病因素的作用下,肝脏发生损伤及炎性反应,肝内纤维生成与降解失衡,致使过多的 ECM,尤其是胶原蛋白在肝内沉积,导致纤维化。肝纤维化如不加干涉,可进一步发展为肝硬化,并最终导致肝功能衰竭、肝癌的发生。大量临床研究表明,肝纤维化是可逆转的,如能够在肝纤维化早期及时诊断,阻断其病理发展,则可防止肝硬化的形成,因此,肝纤维化的早期诊断至关重要。

引起肝脏疾病损伤的因素繁多,既包括病毒、细菌、寄生虫等感染因素,也包括酒精、药物、自身免疫、代谢综合征、遗传性基因缺陷、先天性发育异常等非感染因素。一直以来,肝组织活检都是评价肝脏纤维化程度的金标准。不同病因引起的肝脏病变不同,但在各种病变过程中所引起的肝纤维化基本形式概括起来不外乎 6 种。

一、汇管区纤维化

汇管区内纤维组织增多,汇管区可呈不同程度的扩大,但纤维组织不伸向周围肝实质。常见于慢性肝炎、酒精中毒及慢性胆管疾病等。

二、汇管区周围纤维化

汇管区周围胶原沉积,汇管区扩大,并常形成星芒状或不规则的不全间隔伸向周围小叶内。常见于慢性肝炎、慢性胆管疾病等。

三、窦周纤维化

结缔组织染色中增生的纤维呈铁丝网格状环绕于肝细胞周围。常见于 ALD 和 NAFLD 等。

四、静脉周围纤维化

主要指中央静脉或终末肝静脉周围纤维化。多见于 ALD。

五、桥接纤维化

桥接纤维化是指贯穿于小叶内,连接两个区之间的纤维组织,也称纤维间隔,间隔可以由汇管区(P)到汇管区(P)、汇管区(P)到中央静脉(C)、中央静脉(C)到中央静脉(C)。P-P 桥接纤维化多由汇管区和汇管区周围纤维化发展而来,在慢性肝病中较多见,除见于慢性肝炎外,常见于慢性胆管梗阻、原发性胆汁性胆管炎和原发性硬化性胆管炎等慢性胆道疾病,亦可见于血色病。C-P 桥接纤维化,主要由腺泡Ⅲ区的桥接坏死发展而成,可由多种原因引起,如病毒性、自身免疫性及药物性肝炎,ALD,α1-抗胰蛋白酶缺乏症,Wilson 病,以及原发性胆汁性胆管炎。C-P 桥接纤维化可与 P-P 桥接纤维化同时发生。C-C 桥接纤维多为小叶中心纤维化发展而来。C-C 桥接纤维化可与 C-P 桥接纤维化同时存在,常见于慢性肝炎或酒精性肝病。

六、非特殊性纤维化

肝内纤维化可为肝实质内各种坏死灶的修复,小的纤维化灶可由各种肉芽肿修复而来,较大的不规则的纤维瘢痕可并发于较大的坏死性病变,如梗死、脓肿、结核、肝癌药物栓塞修复后的瘢痕形成。

目前,国内外对肝纤维化的评估标准有多种,但其划分原则基本上是一致的。Knodell、Scheuer、Ludwig 及法国 Metavir 协作小组分别制定了纤维化 0~4 期的简单计分系统,其中可能的和肯定的肝硬化都归为 4 期。Ishak 等和我国的纤维化分期方案将不完全性或早期肝硬化从肝硬化中单独分出。我国 2000 年通过的病毒性肝炎防治方案中慢性肝炎的分期标准是根据 Scheuer 标准制定的(简称 2000 版),在《慢性乙型肝炎防治指南(2015 更新版)》中则推荐采用国际上常用的 Metavir 评分系统,其间 2013 年滕晓英等细化慢性肝炎肝纤维化分期标准在药物疗效的评定方面具有更好的敏感性。2017 年国内提出了评估肝纤维化/肝硬化逆转的病理新分类"北京标准"。这

肝纤维化中西医结合诊疗的临床实践

一标准包含P-I-R纤维化定性评估,是对传统肝纤维化分期系统的有益补充。该标准仍需更多的临床数据、更长期的随访进一步验证其对于疾病转归的预测作用,笔者认为是一个很有前途的标准。

2000版在病理诊断中,因其实用性强,重复性高,已在全国广泛应用。该肝纤维化的分期标准是根据肝纤维化的范围及肝结构损失的程度和对肝微循环影响的大小进行划分的,分为1～4期,从1期至4期(S1～S4)逐级加重。

(1) S1　　汇管区扩大、纤维化,局限窦周纤维化或小叶内纤维化,见图3-1、图3-2。

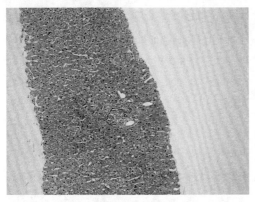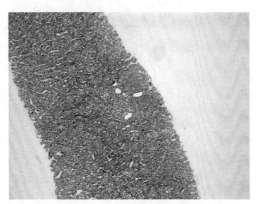

图3-1　汇管区扩大、纤维化(HE 10×10)　　图3-2　汇管区扩大、纤维化(Masson 三色染色)

(2) S2　　汇管区周围纤维化、纤维间隔形成,但小叶结构保留,见图3-3、图3-4。

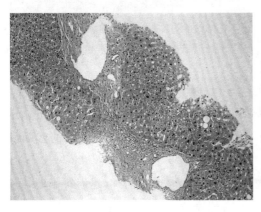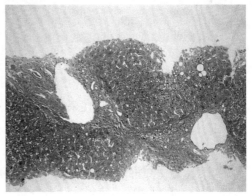

图3-3　汇管区周围纤维化、纤维　　　　图3-4　汇管区周围纤维化、纤维间隔
　　　　间隔形成(HE 10×10)　　　　　　　　　　形成(Masson 三色染色)

(3) S3　　大量纤维间隔分隔并破坏肝小叶,致肝小叶结构紊乱,但尚无肝硬化,见图3-5、图3-6。

(4) S4　　早期肝硬化,肝实质广泛破坏,弥漫性纤维增生,被分隔的肝细胞团呈不同程度的再生及假小叶形成,见图3-7、图3-8。

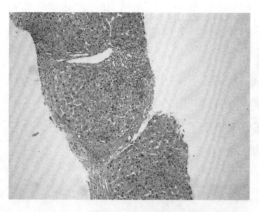
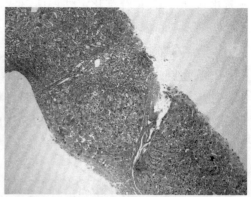

图 3-5　肝小叶结构紊乱,结节形成,
　　　　但尚无肝硬化(HE10×10)

图 3-6　肝小叶结构紊乱,结节形成,但尚无
　　　　肝硬化(Masson 三色染色)

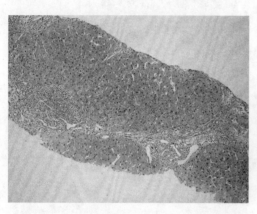
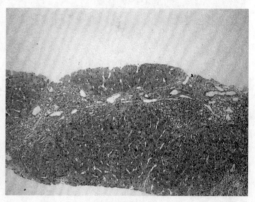

图 3-7　早期肝硬化(HE10×10)

图 3-8　早期肝硬化(Masson 三色染色)

为了更好更准确地对肝纤维化进行分期,需注意以下几点。

(1)为避免样本误差,建议使用 16 G 穿刺针,样本长度>15mm,即显微镜下显示 10 个以上小叶范围和至少 6 个以上汇管区,组织病理学才能做出较为正确的诊断和评估。

(2)连续切片可暴露标本各个层面的病变,尤其是间隔连续切片,建议每张玻片上放置≥6 个切面,有助于慢性肝炎肝纤维化的诊断和评估。

(3)送检的肝穿刺标本,如无特殊要求,应以最快的速度固定在 10% 中性福尔马林溶液中,以防自溶和抗原丢失,切勿酒精固定。

(4)病理医生在纤维化的分期诊断中,由于各种因素,难以判定明确的分期标准,此时会出现 S3~S4、S2~S3 等的诊断,说明该病例 S3 或 S2 的分期是明确的,但在高一级的分期中,某些诊断条件尚不够充分,此时,临床医生应积极和病理医生沟通。

(5)对肝穿刺标本纤维化程度的评价,常规进行特殊染色,常用 Masson 三色染色、网状纤维染色和地依红染色等,因为越来越多的临床实践表明,肉眼和经验有时是靠不住的。

（6）由于肝表面近包膜的肝组织中常有较丰富的结缔组织,邻近包膜的部分区域肝组织结构紊乱,缺乏正常的小叶结构,所以在肝活检尤其楔形肝活检的标本诊断时,要注意此变异的存在,而不要误诊为肝硬化。

（7）在评估肝纤维化时,肝穿刺有时不能准确地代表整个器官,肝纤维化分布的不均匀性,可导致取样误差。不同操作人员和观察人员的结果可能不一致,存在准确度和可重复性问题。

总之,肝组织活检是评价肝纤维化的金标准,但是穿刺活检的有创性、采样误差,以及观察者经验主观依赖性限制了该技术的广泛、重复使用。此时临床医生和病理医生良好的沟通起着至关重要的作用,两者只有共同努力,紧密合作,才能对肝纤维化做出尽可能准确的诊断,制定出最佳治疗方案。

第五节　肝纤维化影像学研究进展及相应病理解读

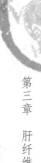

肝纤维化是多种慢性肝病进展至肝硬化的共同病理过程,导致不可逆转的肝硬化,甚至肝癌。肝纤维化的早期、精准分期诊断,对指导临床治疗、改善预后至关重要。肝脏穿刺活检是肝纤维化诊断和分期的金标准。然而,因其有创性、选材差异性、患者依从性及重复操作性差等因素,临床应用能力有限。近年来,随着影像学技术的飞速发展,尤其是多种功能及分子影像学技术的出现,肝纤维化的影像学评估得到了广泛认可,甚至可以部分取代病理检查,展现出广阔的应用前景。

肝纤维化是肝炎引发的可逆性创伤修复反应。根据 2000 年至今的多篇文献报道及综述,以超声、CT、MRI 及核医学为基础的 20 余种影像方法,从形态、质地、纹理、血流灌注及分子机制等多种角度尝试解决肝纤维化的诊断问题。这些方法可大致分为临床验证有效、临床验证无效、有待科研验证三大类。① 大规模临床研究验证的最佳方法是弹性成像,包括超声或 MRI 弹性成像。目前正逐渐由科研模式转化为临床常规。② 临床基本无效的方法包括弥散张量成像、单 b 值弥散成像、波谱成像、血氧水平依赖功能成像等,目前已基本剔除或弃用。③ 有待验证的方法包括纹理分析、T1p 及肝细胞功能评价等,科学研究初步证实有效,但还有待进一步大规模的临床研究验证。此外,肝纤维化的分子机制、分子病理及基因诊断学的进展,将带动新型分子影像学诊断的全面发展,如整合素受体、水通道蛋白及甲状腺素转运蛋白等均参与肝纤维化的启动及进展。基于这些位点的多种新型分子成像技术,将提供更多元化的分子细胞水平信息,实现精准诊断及靶向治疗。本文针对肝纤维化的影像检查的现状及新进展做阐述。

一、影像学检查方法

1. 传统影像学

（1）常规超声检查　　肝纤维化和肝硬化超声检查时可表现为肝表面呈不规则或波纹状,肝实质回声不均匀、粗糙,甚至结节样改变、肝静脉变细变窄、肝边缘变钝、脾脏肿大、胆囊壁增厚或伴有门静脉栓塞等。超声观测的肝脏表面形态、肝脏回声、肝静脉、肝边缘和脾脏面积等参数与肝纤维化分期也有较好的相关性,但对轻、中度肝纤维化则较难区分。

（2）常规 CT 检查　　CT 能清楚显示肝硬化的形态和轮廓改变,包括肝脏大小及外形改变、肝脏各叶比例失调、肝裂增宽和胆囊窝扩大等表现。增强扫描可观察肝脏密度变化和血管情况及继发的改变,包括脾大、腹水、门静脉高压、侧支循环形成,为临床诊断及治疗方案的制定提供较多的信息。但常规 CT 检查仅能在肝硬化导致肝脏大体形态发生变化后进行诊断,不能衡量肝纤维化程度和分期。

（3）常规 MRI 检查　　肝脏的常规 MRI 检查包括普通序列成像和动态增强扫描。常规 MRI 检查观察内容几乎与常规 CT 相差无几,包括各种肝纤维化和肝硬化的形态学改变,如肝脏的外形、表面、实质质地、再生结节及纤维环、门静脉系统等。常规 MRI 检查以其多参数成像的优势,可以比较全面地反映肝脏形态改变和肝脏实质病变,但难以定量评价肝纤维化和肝硬化的程度。

2. 基于硬度变化的弹性成像

（1）超声弹性成像技术及病理分期　　生物体内不同组织结构之间的硬度会存在差异。弹性成像就是利用这种组织特性,通过施加一个内部或外部的动态或静态/准静态的刺激,使组织结构产生一定程度的应变响应,再利用数字信号或数字图像处理技术评估组织内部的响应情况,进而反映组织内部的硬度信息。超声弹性成像技术是应用较为广泛且比较准确的肝纤维化评估手段。应用于临床诊断肝脏疾病的超声弹性成像技术主要分为四类,较早应用于临床的是 TE 技术,随着弹性技术的发展出现能够结合二维超声图像的 ARFI 技术和实时剪切波弹性成像（shearwave elastography, SWE）技术,还有半定量的实时组织弹性成像（real-time tissue elastography, RTE）技术。

1）TE 技术:是通过探头的超声转换器产生剪切波,剪切波在不同硬度的组织中传播的速度有差异,再采用脉冲回波超声捕获装置测定其速度,通过剪切波速度可以定量计算出相应组织的硬度。剪切波在组织中的传播速度与硬度呈正比。Fibroscan 是最早用于临床的一种 TE 技术,检测慢性肝炎患者的肝脏硬度值和评估肝纤维化进展的有效性已得到临床实践的证实,且为各国相关临床指南所推荐。Afdhal 等在美国748 例 CHC 或 CHB 患者中比较了 Fibroscan 和肝活组织检查术诊断肝纤维化的准确性。结果显示 Fibroscan 的诊断准确性更高。Seo 等在韩国慢性病毒性肝炎患者中的研究亦得到了相同的结论。但 Fibroscan 也有局限性：一方面，Fibroscan 的检测结果往往受到操作者主观感受的影响，因此需由经验丰富的工作人员来操作，且检测结果的阐释也需结合患者的临床资料和其他影像学、内镜和生化检查结果做综合分析。另一方面，Fibroscan 的检测成功率受到患者肥胖和肋间隙大小等因素的影响，检测值又受到肝脏脂肪变、炎性坏死和胆汁淤积的影响，且不易准确区分相邻分期的肝纤维化。近期，国内发展的相似技术 FibroTouch 也已开始用于临床，并取得了较满意的效果。袁利超等在 75 例 CHB 患者中比较了 FibroTouch 与 Fibroscan 的肝纤维化评估效果。结果发现两组患者的肝脏硬度值分别为 7.8 ± 5.7 kPa 和 8.0 ± 5.8 kPa，但配对 t 检验显示差异无统计学意义（$t=-0.17$，$P=0.8616$）。

2）ARFI 技术：利用声脉冲辐射力成像及剪切波传播原理，通过特定系统测量被测组织与周围组织的剪切波速度，进而用剪切波传播速度来估测组织硬度。剪切波速度越大，组织硬度越大。Friedrich - Rust 等对 518 例慢性肝炎患者的 Meta 分析显示，ARFI 诊断肝纤维化≥F2、≥F3 期及 F4 期的平均曲线下面积分别达到 0.87、0.91、0.93。Nier - Hoff 等对 3 951 例肝纤维化患者进行研究显示，ARFI 对肝纤维化程度的诊断具有较好的诊断意义，尤其是 F4 期。ARFI 技术操作简便快捷，可重复性好，剪切波的传播不受肝前腹腔积液的影响，可应用于腹水、肋间隙窄，以及重度肥胖患者，可以避开胆囊及肝内管系结构的影响，可使检测的成功率明显增高。ARFI 技术也存在一些限制因素，如 ARFI 技术测量结果直接受检测深度的影响，不同的测量深度会致结果出现显著性差异，包膜下 $1\sim2$ cm、$2\sim3$ cm 的测量值与病理肝纤维化分级有较好的相关性，而包膜下 1 cm 以内区域测量相关性较差，此外取样容积和取样深度还会受到设备本身的限制。

3）RTE 技术：属于压迫性的超声弹性成像，即检查者用探头对组织施加一定的压力使组织受压发生形变，将受压组织的位移信息转化为实时彩色图像，通过可视化的彩色编码反映所测组织的硬度。RTE 是二维图像中解剖结构相对弹性的定性的显示，不能进行硬度的定量评估。RTE 技术可结合组织弥散定量分析功能，通过自身心血管搏动形成的组织形变进行成像，减少了手动加压的人为因素影响，可重复性较好。RTE 优势在于适用于腹水和脂肪肝患者，但该检查依赖患者本身心脏搏动，检查需屏气，患者的个体差异，如皮下脂肪厚度等对结果影响较大。

4）SWE 技术：通过探头高速发射多点聚焦的超声脉冲，测量剪切波速度并获得杨氏模量，SWE 对各期肝纤维化具有更好的诊断效果，成功率及准确性均更高，尤其≥F2 期肝纤维化。对于丙型肝炎、乙型肝炎及 NAFLD 引起的肝纤维化，其诊断≥F2 的 AUC 值分别为 0.86、0.91 和 0.85，诊断 F4 期的 AUC 值>0.9。国外学者报道肝脏正常 SWE 测值 5.5 ± 0.7 kPa，国内报道健康人肝脏杨氏模量为 5.10 ± 1.02 kPa，较为一致。一项对国内 303 例 CHB 患者进行的较大样本量的研究，结果显示 SWE 判断 CHB

肝纤维化程度准确性较高。SWE 诊断效能较高,操作简便、可重复性较好,而且同样可用于腹腔积液患者,与同原理的 ARFI 技术相比,SWE 的生物安全性更高,SWE 目前是 UE 的最新、前景最好的技术,已在临床应用中展现出良好的前景。

(2) MRE 及病理分析 MRE 通过导入人体低频机械波测量组织的剪切模量,是目前肝纤维化定量准确度最高、稳定性最好的影像学方法。1995 年首次被报道,近年来在国外得到迅速发展,国内对 MRE 的研究相对较少。MRE 是通过机械波来定量测量组织弹性剪切力的动态弹力,可以对肝纤维化程度做出准确评估。MRE 的三个基本步骤是首先由外界的弹力装置产生低频剪切波;再由连接装置将声波传递至肝脏,产生肝脏内质点的微小位移;通过检测质点位移计算剪切波速度,从而得到组织弹性特征。MRE 所测剪切模量,在人体大约相当于超声所测杨氏模量的 1/3。MRE 对各种病因、各期的肝脏纤维化均表现出很好的诊断效能,即使是早期纤维化(F1 期),其准确性仍可达 90% 以上,MRE 可一定程度取代穿刺活检,或作为肝穿刺前的筛选准入标准,并为长期慢病随访及疗效监测提供良好手段。与 UE 相比,MRE 对于多种因素(病毒性肝炎、NAFLD 等)分期准确性均更高。MRE 基本不受观察者的个体差异、感兴趣区的选取、肥胖、呼吸运动及肋间隙等方面的影响。Ichikawa 等报告对比肝穿刺活检结果,MRE 的准确性高于 TE。Yoon 等报告虽然 MRE 和 SWE 对肝纤维化的诊断结果呈中度相关,但是 MRE 所得数据的可靠性要高于 SWE。一项包含了 3 110 名患者的 Meta 分析表明,MRE 对肝纤维化诊断的敏感性和特异性均高于 ARFI,尤其是在 F≤2 的早期诊断中效果更好。MRE 的缺点是价格昂贵,需要额外的刺激器,MRE 机型有限制,且临床使用不及超声方便、可移动性强,在国内尚未广泛推广。此外,10%～15% 的肝病合并铁沉积患者可能导致 MRE 扫描失败,快速薄层 SE-EPI MRE 能克服轻中度铁沉积带来的信号衰减,但重度铁沉积仍存在困难。MRE 与 UE 的临床选择可因地制宜、因人而异,均在临床应用中发挥重要作用。

3. 基于血流改变的灌注成像

(1) 病理学依据 肝纤维化是肝脏受损后,包括胶原蛋白在内的多种细胞外基质过度沉积,纤维化增生,以致影响肝脏功能的过程,以纤维组织大量增生、肝小叶结构无序化、肝胆管的变形或炎症为特征。目前普遍认为,HSC 及其成纤维作用在肝脏损伤-修复过程中起到致纤维化的关键作用。另外,广泛的结缔组织增生,肝血窦闭塞或窦周纤维化,假小叶及纤维结缔组织压迫小叶下静脉,加之肝动脉小分支与门静脉小分支汇入肝窦前异常吻合,导致肝门静脉压力逐步增高。在纤维化的进展过程中,肝脏局部及整体的血流动力学发生变化,并出现肝动脉缓冲反应,即肝门静脉供血减少并通过门体分流绕过肝脏实质,肝动脉血流则逐渐增多以抵消门静脉血流减少的影响,伴随纤维化、炎性反应及血流动力学改变,肝组织的微循环代谢障碍逐渐显现。

(2) CT 灌注成像 肝脏具备双重血供的特点,肝动脉与门静脉代偿血流机制形成了复杂的血流灌注变化,门静脉灌注量总体减少,肝动脉灌流量的增加起到一定程度的代偿作用。超声、CT 及 MRI 均可进行肝血流灌注改变的定量评估。早在 1991 年，有学者将核素示踪法与 CT 灌注法所测得的肝脏灌注值进行比较，两种方法的结果被证明具有较好的一致性。动态增强 CT 灌注成像是较为常用的检查方式，其采用静脉团注对比剂，动态采集选定层面的灌注参数，随着肝纤维化程度的加重，门静脉灌注量、总肝灌注量、肝血流量及血容量等值显著下降，肝动脉灌注指数增高，CT 灌注成像对诊断进展期肝纤维化及肝硬化有一定帮助。结合经动脉门静脉造影与选择性动脉插管后 CT 灌注扫描技术，可实现肝脏不同静脉来源的血流灌注评价，提供更多血流动力学信息。动物实验研究发现，肠系膜上静脉与脾静脉灌注量随肝纤维化及肝硬化进展呈差异性减低，其中肠系膜上静脉灌注量的减低与肝损伤及门静脉血流灌注改变更相关。CT 灌注成像作为灌注成像的主要方法，具备时空分辨率高等特点，但由于检查辐射剂量较大，且不适用于肾功能衰竭及造影剂过敏患者等原因，其临床应用存在一定的局限性。此外，对比剂注射流率差异、数学模型的不同、呼吸运动伪影、感兴趣区的选取导致灌注参数存在差异，有待进一步确立标准化的扫描方案及临界值。

（3）其他灌注成像方法　　超声造影通过微泡造影剂评估肝脏血流动力学变化，造影剂到达肝静脉时间与到达肝动脉、静脉时间间隔与肝纤维化程度呈负相关。该方法对轻中度分期具有一定的局限性。MRI 灌注成像采用双输入单室模型，定量分析平均通过时间、动脉增强分数等多种灌注参数比。研究发现其对各期肝纤维化诊断的 AUC 值可达 0.83～0.92，诊断效能随纤维化分期阶段增高而增加。MRI 灌注劣势在于其信号与浓度、时间为非线性关系，在定量后处理、临床应用方面更复杂。

4. 基于水分子运动的扩散加权成像

磁共振扩散加权成像（diffusion weighted imaging，DWI）是利用组织内水分子的运动特性而成像，即水分子的扩散（布朗运动），可间接反映组织结构及病理状态。其运动的快慢用扩散系数来表达，扩散系数越大，代表分子扩散的距离越大，在 DWI 上表现为低信号，而一些大分子物质，如细胞膜蛋白等在生物组织中的阻挡，或在一些病变中，如炎症、占位等，使得水分子的运动受到限制，在 DWI 图中表现为高信号。磁共振 DWI 是测量水分子的运动状况，显示其位移情况，与组织的 T1、T2 弛豫时间及质子密度无关。DWI 主要根据 D 值分布成像。表观扩散系数（apparent diffusion coefficient，ADC）反映扩散敏感梯度方向上的水分子位移强度，其运动快慢可以用 ADC 值进行量化分析。实际工作中用 ADC 来代替评估弥散成像的结果。弥散快的组织 ADC 值高；弥散慢的组织 ADC 值低。ADC 的变化常常受到温度、组织中水分子的结合状态、水分子周围环境等影响，尤其以后者最著。通常情况下，每一种组织均有自己特有的表观系数，同一种组织在不同的病理情况下，亦能导致扩散系数发生改变，引起 ADC 值的变化。脂肪肝会造成肝细胞内水分子及脂肪含量发生变化。因此，肝脏的脂肪含量可能会对肝脏 ADC 值存在影响。国内李其等研究肝脏脂肪含量对 DWI 的影响，研究发现肝脏脂肪含量对肝脏 DWI 存在影响，随着肝脏脂肪含量的增加，ADC 值逐渐下降。由于肝纤维化的主要病理学改变为纤维化时肝小叶结构破坏,胶原纤维沉积,其内质子含量不丰富并且连接紧密,因此限制了水分子的布朗运动,从而降低了 ADC 值。国内外学者进行了大量实验研究,范国华等采用四氧化碳诱导肝纤维化 SD 大鼠模型,测量肝纤维化兔模型各个时期的 ADC 值,并与病理分级行相关性分析,指出肝纤维化大鼠模型 ADC 值随着模型时间进展而减低,并且不同病理分级之间差别具有统计学意义,肝纤维化模型 ADC 值与肝纤维化分级之间存在负相关,并具有统计学意义,并得出结论大鼠肝纤维化模型病理分期与 ADC 值均有相关性,ADC 值可成为评价肝纤维化的定量指标。Sandrasegaran 等对 78 例肝纤维化患者行 DWI 检查研究指出,肝纤维化感兴趣区 ADC 值明显高于正常区 ADC 值,可以用于评价肝纤维化程度。周梅玲等对 85 例肝纤维化患者和 22 例健康志愿者行 DWI 检查,分别选择不同 b 值($100 \, s/mm^2$、$300 \, s/mm^2$、$500 \, s/mm^2$、$800 \, s/mm^2$、$1\,000 \, s/mm^2$),并与活检后病理进行对比,结果显示肝脏 ADC 值与肝纤维化程度及肝炎活动度均呈显著负相关,ADC 值是较有意义的评价指标。然而,由于扫描设备、序列及 b 值的选择等因素的不同,利用 DWI 诊断肝纤维化,在众多的研究中,ADC 值在肝纤维化各期之间存在较多重叠,没有找到最佳 Cut‐off。因此,DWI 用于临床肝纤维化的评估还需进一步研究论证。

综上所述,在临床肝纤维化的评估中,随着技术与设备突飞猛进的发展,各种检查技术的互补,影像技术已不再只局限于传统的形态学改变,而是向功能学方面及组织成分扩展,且由于其具有客观可靠、无创性、重复性好等特点。影像检查技术将对肝纤维化及早期肝硬化的诊断起到越来越重要的作用。目前各种影像学检查仍存在各自的局限,需结合临床血生化指标进行综合诊断。临床医生通过了解这些技术的优缺点,在今后的临床工作中能根据不同肝纤维化患者的情况选择最佳的影像检查方法,来提高对肝纤维化的诊断准确率,从而为临床干预、治疗及监测提供有价值的信息。

第六节 诊 断 要 点

肝纤维化原先本身就是一个病理名词,严格地讲,要确诊肝纤维化,就应该以病理为依据,因此,肝穿刺活检病理检查虽已有百年的历史,但如今仍然是肝纤维化诊断及其分期判断的金标准。肝纤维化的分期目前仍然按照中华医学会感染病学分会 1995 年制定的标准,分 0~4 期。肝活组织检查为侵袭性操作,潜在的严重并发症发生率可高达 1%,无法实现动态监测。此外,肝活组织检查所获得的组织样本仅为肝脏体积的 1/50 000,单个肝组织活检标本不一定全面反映肝脏整体纤维化程度,存在一定的抽样误差,如果肝脏病变不均一、取材局限可能导致误差较大,而且观察者间的镜下病理程度评判因主观性强而存在巨大差异。因此,非侵袭性评估肝纤维化成为重点研究领域。

肝纤维化患者没有特异性的临床症状和体征表现，需要综合病史、临床表现、实验室检查、影像学检查等进行判断。近几年，随着生物工程技术和影像技术的不断进步，非创伤性诊断和综合评判诊断有了较大的发展，因此，目前肝纤维化诊断方法主要有三种，包括肝穿刺活检病理组织学检查、生物标志物法及影像学检查。

2002 年 5 月，中华医学会肝脏病学分会、传染病与寄生虫病学分会、中国中西医结合学会肝脏分会联合在上海召开了肝纤维化组织学诊断及疗效评估专题研讨会，会后推出了《肝纤维化诊断及疗效评估共识》。中国中西医结合学会肝病专业委员会于 2006 年 8 月 24 日通过了《肝纤维化中西医结合诊疗指南》。

一、病史

慢性肝病或长期疾病引起慢性肝病或遗传性疾病引起肝病的病史，如 CHB、CHC、慢性丁型肝炎（chronic hepatitis D，CHD）及其协同感染史，血吸虫感染病史，病原学诊断符合中华医学会肝病分会与感染病学分会制定的相关标准。或有 ALD、NAFLD、药物性或中毒性肝病、胆汁淤积或自身免疫性肝病等慢性肝病病史。或有血色病、肝豆状核变性（Wilson 病）、α1-抗胰蛋白酶缺乏症等能导致肝纤维化的代谢性和遗传性疾病病史，或有长期慢性充血性心功能不全如风湿性心脏瓣膜病变、慢性缩窄性心包炎引起右心衰竭的病史。或查出先天性肝纤维化（一种少见的常染色体隐性遗传病）。毒物中毒所致的肝纤维化则有长期接触毒物的生活、工作史。

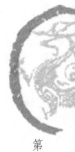

二、临床症状

肝纤维化本身临床表现无特异性，也可无明显症状。除原发疾病临床表现外，可有疲倦乏力、肝区不适或胀或痛、食欲不振、进食后上腹部饱胀或嗳气、腹胀气等慢性胃炎样表现，大便异常（便秘或腹泻）、鼻衄、牙龈出血等出血表现，男性女性化、女性闭经、不孕等性功能异常表现等。胆汁淤积的慢性肝炎、自身免疫性肝炎，以及其他各种原因引起的肝纤维化可有皮肤瘙痒、眼睛发黄、尿黄的症状。酒精性肝纤维化患者可有出汗、肢体尤其双手不规则震颤、失眠、记忆力减退或记忆缺失等表现，以及虚弱、末梢神经炎、舌炎等营养障碍表现。心源性肝纤维化有长期的原发病和心功能不全的临床表现，有心悸、气促、发绀、反复出现的浮肿、肝区（右侧胁肋部）胀痛等。

三、体征

肝脏早期呈肿大、晚期呈缩小，或有压痛，脾脏可有肿大，肝掌、蜘蛛痣，皮肤瘀点、瘀斑，男性乳房发育，胡须减少，部分可有黄疸及皮肤瘙痒抓痕，部分患者可有面色黧黑灰暗伴色素沉着,舌质暗红或暗淡,脉弦细等。血吸虫性肝纤维化、胆汁淤积性肝纤维化、心源性肝纤维化的肝脾肿大都比较明显;酒精性肝纤维化者可有肢体尤其上肢的不规则震颤等表现;自身免疫性肝炎的肝纤维化可伴有其他自身免疫性疾病的表现,如干燥综合征的皮肤干燥、口干、眼睛干燥等相应表现;心源性肝纤维化有发绀、肝颈反流征阳性等;胆汁淤积性肝纤维化有明显的黄疸体征、巩膜黄染、皮肤黄染并因瘙痒而有抓痕;Wilson病肝纤维化发于儿童或青少年,有特异性的眼角膜 Kayser - Fleischer 环,呈棕色或绿色或金黄色,宽达 2 mm,用眼科裂隙灯检查则更为精确明显;血色病肝纤维化85%~100%病例有皮肤色素沉着,皮肤呈灰褐色或青铜色,在暴露部位、腋下、腹股沟、外阴、陈旧瘢痕处最明显。

四、实验室检查(血清标志物检测)

反映肝纤维化的实验室指标(血清标志物)较多,除 AST/ALT 比值、GGT 等异常升高外,主要有以下方面。

1. 在胶原蛋白方面

临床上可检测Ⅲ型前胶原(PⅢ)、前胶原Ⅲ肽(PCⅢ)、Ⅲ型前胶原肽(PⅢP)、Ⅳ-C、氨基末端(7S)或羧基末端球状片段(Ⅳ-NCl)。PⅢ在肝纤维化早期合成较活跃,在肝纤维化晚期合成减慢,且无组织特异性;PCⅢ与肝纤维化活动性密切相关;Ⅳ-C可灵敏反映基底膜胶原更新率,是肝纤维化的早期指标。

2. 参与 ECM 代谢及有关的酶类

腺苷脱氨酶(ADA)、脯氨酰羟化酶(PH)、N-乙酰β葡萄糖醛酸苷酶(β-NAG)、脯氨酸肽酶(PLD)。

3. 透明质酸(HA)

单项指标中,HA 被认为是对肝纤维化的诊断价值较高的一项,可反映肝纤维化程度和活动性,对判断预后也有意义。

4. 转化生长因子 β1(TGF-β1)

一般认为 TGF-β1 是目前已知最强的致肝纤维化因子,既能促进 ECM 合成,又能抑制其降解,同时也能抑制肝细胞再生、促其凋亡,使肝内实质细胞与间质成分比例失调,通过多条途径导致肝纤维化发生,为国内 2007 版共识所推荐。

5. 层粘连蛋白(LN)

LN 是基底膜中独有的非胶原性结构蛋白,可用来评估肝纤维化进展与严重程度,预测门静脉高压的形成。

6. 纤维连接蛋白(FN)

肝纤维化各期 FN 均增加。近几年,对肝纤维化的实验室检查诊断指标进行了不少探索,出现了一些肝纤维化新型分子诊断标志物,包括以下内容。

（1）成纤维细胞因子　　包括结缔组织生长因子（connective tissue growth factor，CTGF）、IL、趋化因子、高尔基体蛋白73（GP73）、血清细胞角蛋白片段（CK18-M30）等。GP73是近年来发现的Ⅱ型高尔基体跨膜蛋白，近来有研究GP73水平与肝纤维化分级存在显著相关性，尤其对诊断酒精性肝纤维化有意义。

（2）MMPs　　主要是MMP-1、MMP-2、MMP-9及其抑制物（TIMPs）。

（3）非编码RNA（ncRNA）　　近几年研究报道微RNA（microRNA、miRNA，如miRNA-122）、长链非编码RNA（lncRNA）与肝纤维化相关。

（4）ECM其他相关标志物　　微纤维相关蛋白4（MFAP-4）、人软骨糖蛋白（YKL-40）、糖基化触珠蛋白（Fuc-Hpt）和Mac-2结合蛋白（Mac-2bp）、多花紫藤凝集素阳性巨噬细胞结合蛋白（WFA⁺-M2BP）等。

YKL-40又叫壳多糖酶3样蛋白1（CHI3L1），在人体组织中肝脏的表达水平最高。近几年研究发现，YKL-40可由HSC分泌，其血清浓度与由HSC和成纤维细胞所分泌的ECM相关，YKL-40血清浓度与HSC和成纤维细胞所分泌的ECM存在关联，肝纤维化程度不同的CHB患者之间血清YKL-40水平存在差异。因此，在一定程度上可以反映肝纤维化的程度。

多花紫藤凝集素阳性巨噬细胞结合蛋白（WFA⁺-M2BP）的糖生物学研究发现，在肝纤维化进程中存在血清蛋白异常糖基化，糖蛋白及糖链的变化与疾病进展呈正相关，某些糖链可能成为诊断肝纤维化的动态糖蛋白血清标记物。巨噬细胞结合蛋白（M2BP）是一个具有低聚大环结构覆盖的N端糖蛋白，可以调节细胞与细胞及与基质之间的相互作用，诱导细胞因子的表达并促进细胞增殖和新生血管形成。此外，它还可以增强细胞间黏附，促进ECM产生及肝纤维化的发生。多花紫藤凝集素能够识别肝纤维化进展过程中由HSC分泌的M2BP，并能改变M2BP蛋白结构。因此，WFA⁺-M2BP可能是一种评估肝纤维化程度的非侵入性新标记物。有人认为WFA⁺-M2BP对肝纤维化的诊断优于HA、APRI、FIB-4指数，且在PBC患者中对早期肝纤维化还具有很高诊断性能，可作为诊断肝纤维化及判断其预后的一项简单、可靠的无创性指标。

五、影像学检查

影像学检查主要包括腹部超声、CT和MRI，近几年发展较快。对肝纤维化患者，普通B超检查会发现肝包膜粗糙、回声增密、增粗、增强且分布不均匀，血管走向不清等，或见门脉内径增宽、脾脏增厚等，这种表现不具备特异性，因此，《2016年亚太肝病学会共识指南》认为普通超声不能用于确诊肝纤维化。使用第二代超声微泡造影剂的对比增强超声造影可以对肝纤维化进行分期。此外，在超声诊断肝纤维化方面，还有TE、RTE、ARFI、SWE、点定量弹性成像技术（ElastPQ）、超音速剪切波成像（SSI）、超声图像纹理分析等新技术。

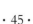

TE 由于其具有无创、简便、快速、易于操作、可重复性佳、安全性高和耐受性好的特点,目前已被 AASLD、EASL 及中国 CHB 防治指南推荐为 HBV、HCV 相关肝纤维化临床评估的重要手段,认为"以往的标准横断面成像技术仅能够确定或排除肝纤维化,但最新的 TE 和 MRE 在诊断肝纤维化上具有非常高的可信度"。可用于乙型肝炎、丙型肝炎、ALD、NAFLD 等所致肝纤维化的诊断。TE 检查还可作为慢性 HBV 感染者抗病毒治疗疗效评价的手段之一(证据等级 A,强烈推荐)。TE 测定成功率受肥胖、肋间隙大小及操作者的经验等因素影响,其测定值受肝脏炎症坏死、胆汁淤积及脂肪变等多种因素影响。因此,TE 检查不能替代肝穿刺活检。不行肝活检的慢性肝病肝纤维化可行 TE 检查可用以评价肝纤维化程度(证据等级 A,强烈推荐)。值得注意的是,2015 年更新版《慢性乙型肝炎防治指南》指出:由于胆红素异常对 TE 诊断效能的显著影响,应考虑在胆红素正常情况下进行 TE 检查。TE 结果判读需结合患者 ALT 水平等指标,将 TE 与其他血清学指标联合使用可以提高诊断效能。胆红素正常且没有进行过抗病毒治疗者肝硬度测定值(LSM)≥17.5 kPa 诊断肝硬化,LSM≥12.4 kPa(ALT<2×ULN 时为10.6 kPa)可诊断为进展性肝纤维化;LSM<10.6 kPa 可排除肝硬化可能;LSM≥9.4 kPa 可诊断显著肝纤维化;LSM<7.4 kPa 可排除进展性肝纤维化;LSM 在 7.4～9.4 kPa 患者可以考虑肝组织活检。转氨酶及胆红素均正常者 LSM≥12.0 kPa 诊断肝硬化,LSM≥9.0 kPa 诊断进展性肝纤维化;LSM<9.0 kPa 排除肝硬化;LSM<6.0 kPa 排除进展性肝纤维化;LSM 在 6.0～9.0 kPa 者如难以临床决策,考虑肝组织活检。国外瞬时弹性检测仪 FibroScan 配置有 S、M、XL 三种不同探头,国产瞬时弹性检测仪 FibroTouch 应用动态宽频探头技术减少肥胖等因素干扰,同时还增加了二维影像引导功能。这项技术已较成熟,我国装机已很多。

纹理分析法目前使用较多的是灰度共生矩阵法(GLCM),超声的图片纹理分析技术前景也较好,有望代替肝活检,成为无创性诊断肝纤维化的主要手段。

CT 用于肝纤维化的诊断,除平扫及增强扫描外,还可以根据肝脏血流动力学进行灌注成像(CTP),能谱 CT 可以用能量成像技术,近几年还提出了 CT 分子影像学。

MRI 具有无创、无辐射和软组织分辨力较高的优势,随着新技术的快速发展,已可以从生化和物理角度对肝纤维化进行定量研究。MRI 技术包括 MRI 增强扫描、磁共振扩散加权成像(DWI)、磁共振灌注成像、磁共振波谱成像(MRS)、磁共振弹力成像(MRE)、磁共振磁敏感加权成像、分子成像等。磁共振灌注成像,根据其成像原理可分为对比剂团注示踪法、血氧水平依赖(BOLD)对比增强技术和动脉血质子自旋标记法(ASL)等。

六、肝组织病理学检查

肝组织苏木精-伊红、Masson 三色染色和(或)网状纤维染色,可见纤维组织不同程度的增生(S1～S4)。病理表现详见相关章节。肝穿刺活组织检查是确定肝纤维化严

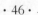

重程度的"金标准"。肝活检组织学评估可对患者的肝脏情况提供病变发展中的重要数据,是目前其他方法无法替代的一项检查。《2017年美国胃肠病学会指南:弹性成像检查在评估肝纤维化中的作用》指出:虽然目前非侵入性检查技术得到了广泛应用,但是在评估肝纤维化程度上仍然以肝穿刺活组织检查作为诊断的金标准。《2016年亚太肝病学会共识指南:肝纤维化的侵入性和非侵入性评估》指出:穿刺活组织检查的肝组织长度<10 mm和(或)<6个门静脉区不能用于评估肝纤维化分期。理想的穿刺活组织检查的肝组织为长度>20 mm和(或)≥11个门静脉区(推荐等级B1级,即"进一步研究有可能对该疗效评估结果的信心产生重要影响")。近十几年来肝纤维化的非创伤性诊断取得了一定进展,仍不能取代肝穿刺活检成为"金标准"。肝活检诊断的准确性与样本的差异性密切相关,样本差异是肝活检的主要局限性之一。因此,即使缺乏特征性病变也不一定能排除疑似诊断,需要结合临床、生化和影像学结果综合分析。

七、诊断模型

临床上为提高诊断准确率,常采用综合多项有价值的指标构建诊断模型。最简单的如AAR[即AST(U/L)/ALT(U/L)]、GPR[即GGT(U/L)/ULN×100]、GPRI[即GGT(U/L)/PLT(10^9/L)]、RPR[即红细胞体积分布宽度(RDW%)/PLT(10^9/L)]、APRI,复杂的诊断模型计算数据和系数较多,现将近几年研究和运用较多的模型简介如下。

1. PGA和PGAA

早在1991年就提出PGA指数作为筛选或诊断酒精性肝纤维化的指标,PGA由γ-谷氨酰转肽酶(GGT或γ-GT)、凝血酶原时间国际标准化比值(PT-INR)和ApoA1构成,取值范围从0~12。当PGA≤2时,肝硬化的可能性为零,而当PGA≥9时,正常和轻度肝脏病变的可能性为零,肝硬化的可能性为86%。而PGAA即在PGA基础上增加了α2-巨球蛋白(α2-MG)。

2. APRI

2003年美国人Wai首先提出。APRI计算公式=[(AST/ULN)×100/PLT(10^9/L),ULN为正常值上限]。成人中APRI评分>2,预示患者已经发生肝硬化。

3. GP模型

GP模型是指GlO(g/L)/PLT(10^9/L)。GP模型是近年新提出的,认为对乙型肝炎肝硬化治疗过程中肝纤维化程度评价有一定价值。

4. CG模型

CG=3.76-0.034×铜蓝蛋白(CP,mg/L)+0.013×GGT(U/L)。

5. FIB-4指数和FIB-5指数

2006年Sterling等提出FIB-4。FIB-4=[年龄(岁)×AST(U/L)]÷

$[\sqrt{PLT(10^9/L)\times ALT(U/L)}]$。成人中 FIB-4 指数>3.25,预示患者已经发生显著肝纤维化。FIB-5 指数则由 ALT、AST、ALP、白蛋白和 PLT 推算出。

6. Forms 指数

由 Forms 等首提而命名,其值=7.811-3.131×[PLT(10^9/L)+0.781×GGT(U/L)]+3.467×年龄(岁)-0.014×TCH(mg/dL)。

7. ELF

欧洲肝纤维化研究组提出,ELF 由年龄、PⅢNP、TIMP-1、HA 共 4 项构成。

8. FT-AT

2001 年,法国 Imbert-Bismut 等通过对 CHC 患者的研究建立了 FibroTest-ActiTest(FT-AT)。此法用于肝纤维化和炎症坏死活动度的检测。

9. FibroSpect

2004 年 Patel 等首提,由 HA、TIMP-1、α2-MG 推算出。

10. FibroTest

由 α2-MG、结合珠蛋白、载脂蛋白 A1、TBIL、GGT、年龄、性别计算出来。

11. FibroMeter

由 Cales 等首提,由 HA、凝血酶原时间、PLT、AST、α2-MG、尿素、年龄七个指标计算出来。

12. Hepascore

由 TBIL、GGT、HA、α2-MG、年龄、性别计算出来。

13. FibroIndex

Koda 等在 2007 年提出,以 PLT、AST、γ-球蛋白 3 项指标构成的纤维化指数(FibroIndex)。

14. 新 VAP 系统

由血浆血管性假性血友病因子(vWFAg)、AST、PLT 构成。

15. GMPH 评分

其值=-0.755-(0.015×GGT)-(0.268×WFA$^+$-M$_2$BP)+(0.003×HA)。

16. 血管生成指数(Angio-Index)

基于血管生成素-2、碱性成纤维细胞生长因子、肝细胞生长因子和内皮抑素的组合。

对于不同病因的肝纤维化,其诊断模型的选用是不同的,CHB 宜选用 GRP、FIB-4 等,CHC 宜选用 ARFI、新 VAP、FIB-4 等,酒精肝宜选用 ELF、FibroTest 等。

肝纤维化的诊断模型还有很多,如对乙型肝炎肝纤维化有上海市肝纤维化课题协作组曾明德等提出的预测 HBeAg 阳性 CHB 患者肝纤维化的 Zeng 模型、上海交通大学医学院附属仁济医院和上海市消化疾病研究所周琨等建立的诊断慢性 HBV 感染者

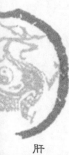

肝纤维化中西医结合诊疗的临床实践

肝纤维化的 S 指数、北京大学第一医院刘卫平等建立的肝纤维化评分 FibroScore、香港 Hui 等建立的 Fibromodel、吴盛迪等建立的 APAG、宛瑞杰等针对慢性 HBV 感染者免疫耐受期、免疫清除期分别建立了无创纤维化诊断 WangI 和 WangⅢ模型、唐情容等建立的 ALT＜2 ULN CHB 肝纤维化非创性评分 DMFibroS 模型等众多诊断模型。但《慢性乙型肝炎防治指南（2015 年更新版）》推荐的肝纤维化无创诊断模型仍为 APRI、FIB-4 两个。

一个理想的、能准确评价肝纤维化程度的检查应具备以下特点：无创，易于检测，具有肝脏特异性，有高度的准确率和灵敏度，能监测疾病的动态变化，可广泛用于多种肝病，可重复性好，价格适宜。迄今仍无一种检查能完全替代肝脏组织活检（LB）用于动态监测病情发展和评估药物疗效。

第七节　鉴　别　诊　断

一、肝纤维化判定过程的鉴别诊断

由于肝纤维化的临床表现、实验室指标都没有特异性指标，所以除了肝穿刺病理检查这一金指标，以及对肝脏进行影像学检查获得图像外，在采集病史、临床四诊检查、实验室血清学指标分析时都有必要进行鉴别诊断。

食欲不振、进食后上腹部饱胀或嗳气、腹胀气等慢性胃炎样症状表现，要根据肝功能、胃镜检查等进行鉴别。大便异常（便秘或腹泻）等症状要与肠易激综合征等肠道病变相鉴别。鼻衄、牙龈出血等出血表现，要排除局部病变、血液系统病变等，尤其当血液系统病变，也有肝功能损害应依据病史、血清学指标等相鉴别。男性女性化、女性闭经、不孕等性功能表现异常时要与相关疾病鉴别。

引起肝脏肿大的疾病很多，要根据相关证据加以鉴别。感染性的有病毒、细菌、血吸虫等；还有中毒性、淤血性、代谢性及结缔组织病性、血液病性肝肿大、肝肿瘤等，要进行相应的鉴别。脾肿大也可有很多疾病所致，特别注意与恶性淋巴瘤、血液病鉴别。黄疸有肝细胞性、阻塞性、溶血性等多种疾病，要进行相应的鉴别诊断。

PⅢ、PCⅢ、PⅢP、Ⅳ-C、HA、LN、TGF-β 等血清学指标也非肝纤维化所特有，很多脏器纤维化的疾病如慢性肾炎肾纤维化、慢性肺脏纤维化时也有这些指标的异常，要依据病史、临床表现加以鉴别分析。

临床还可以见到多个脏器同时存在纤维化的病变，如肝纤维化同时又有肾纤维化，要注意全面检查，如尿液检查、肾脏超声、CT、MRI 等。

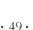

二、不同病因肝纤维化的鉴别诊断

病毒性肝炎肝纤维化引起慢性肝炎的病毒主要是乙型、丙型、丁型,可于血中查相应的病毒标志物,来确定某种肝炎病毒感染。

（1）血吸虫病肝纤维化　　疫区生活史和疫水接触感染史,明显的肝脾肿大,尤其是脾肿大,直肠黏膜查到血吸虫卵(直肠镜检可发现黏膜黄斑、息肉、充血、水肿、溃疡等病变,在病变处取材镜检可见血吸虫卵),有的大便也可查到血吸虫卵,还可用血吸虫病血清免疫学检查。

（2）酒精性肝纤维化　　长期大量饮酒的历史,每天饮酒折合酒精量男性大于40 g、女性大于20 g,持续大于5年,一般长达10年以上者。

（3）原发性胆汁性肝纤维化　　多发于中年女性,有较长时间的深度黄疸但一般情况良好的病史,皮肤有黄疣,自身免疫抗体如抗线粒体抗体阳性,血清碱性磷酸酶、总胆固醇明显增高。

（4）心源性肝纤维化　　患者有长期右心衰竭、肝肿大的心脏病因病史,如风湿性心脏病二尖瓣关闭不全、先天性室间隔或房间隔缺损等,在肝肿大时伴有心悸、胸闷、气促、发绀等表现。

（5）CHF　　诊断比较困难,多儿童、少年,长期肝肿大而肝功能多正常,到了超声波检查发现门静脉增宽、肝实质变硬了才得以发现。

几种常见肝纤维化的鉴别诊断,具体见表3-1。

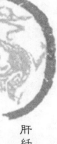

表3-1　几种常见肝纤维化的鉴别诊断表

鉴别要点	病毒性肝纤维化	酒精性肝纤维化	血吸虫病肝纤维化	胆汁性肝纤维化	心源性肝纤维化
黄疸	有或无	有或无	无	明显	无,少
瘙痒	少见	少见	少见	多见	无
黄疣	无	无	无	有	无
蜘蛛痣	有	偶有	无	早期有	无
肝掌	有	少有	无	无	无
男乳肿大	有	无	无	无	无
肝肿大情况	早期大后期小	早期大后期小	多左肝大	肿大	肿大
心脏变化	无	无	无	无	有
脾脏	中度或明显大	中度肿大	明显肿大	肿大	正常
抗线粒体抗体	阴性	阴性	阴性	阳性	阴性
总胆固醇	正常	正常	正常	增高	正常
碱性磷酸酶	正常	正常	正常	增高	正常
结肠查血吸虫卵	阴性	阴性	阳性	阴性	阴性
肝炎病毒	阳性	阴性	阴性	阴性	阴性
长期大量饮酒	无	有	无	无	无

三、肝纤维化不同中医证型的鉴别

肝纤维化总体病机是正虚血瘀。正虚主要是气阴两虚，偏于气虚明显的倦怠乏力明显，兼有气短，自汗，纳差，便溏等表现；偏于阴虚的有口干，大便干，皮肤干燥，盗汗，遗精，舌质红少苔等表现；如气虚发展到阳虚，主要是脾肾阳虚时，有四肢不温，形寒怕冷，五更泄泻，完谷不化，阳痿，闭经等表现；瘀血突出者面色黧黑，胁肋刺痛，入夜加重，颈部上身可有蛛丝赤缕，衄血，舌质瘀斑瘀点，舌下络脉充盈怒张等。兼夹肝郁气滞者可有胁肋胀痛，郁郁寡欢，嗳气，矢气，乳房胀痛，月经失调等表现；兼夹湿热内阻者出现口苦，尿黄，大便黏滞，舌苔黄腻；湿热化毒、瘀热化毒时可有头晕头痛，夜难入寐，神志昏沉，近事遗忘，运算力减退等。

························· 参 考 文 献 ·························

[1] Baranova A，Lal P，Birerdinc A，et al. Non-invasive markers forhepatic fibrosis[J]. BMC Gastroenterol，2011，11(12)：91 - 135.

[2] 徐铭益，陆伦根.肝纤维化血清学标志物及诊断模型的诊断价值[J].中华肝脏病杂志，2014，22(9)：647 - 649.

[3] Shiha G，Ibrahim A，Helmy A，et al. Asian-Pacific Association for the Study of the Liver（APASL）consensus guidelines on invasive and non-invasive assessment of hepatic fibrosis：a 2016 update[J]. Hepatology International，2017，11(1)：1 - 30.

[4] 丰锦春，李军，徐丽红，等. 实时组织弹性成像及血清学指标评估乙型肝炎患者肝纤维化程度及门静脉压力研究[J].中国全科医学，2015，(30)：3753 - 3758.

[5] 丁可.肝纤维化的 CT 和 MRI 研究现状[J].实用放射学杂志，2011，27(8)：1269 - 1273.

[6] Castera L. Noninvasive methods to assess liver disease in patients with hepatitis B or C[J]. Gastroenterology，2012，142(6)：1293.

[7] Vuppalanchi R，Sanyal A J. Myths and Mysteries About Staging Hepatic Fibrosis by Fibroscan[J]. Clinical Gastroenterology & Hepatology，2015，13(4)：780 - 782.

[8] 曹建彪，陈永平，成军，等.瞬时弹性成像技术(TE)临床应用专家共识(2015 年)[J].中国肝脏病杂志：电子版，2015，(2)：12 - 18.

[9] Liver E A F S O. EASL-ALEH Clinical Practice Guidelines：Non-invasive tests for evaluation of liver disease severity and prognosis[J]. Journal of Hepatology，2015，63(1)：237 - 264.

[10] Su L N，Guo S L，Li B X，et al. Diagnostic value of magnetic resonance elastography for detecting and staging of hepatic fibrosis：a meta-analysis[J]. Clinical radiology，2014，69(12)：e545 - 552.

[11] 彭向欣，王泰龄.肝脏疾病临床病理学[M].北京：化学工业出版社，2007：45 - 49.

[12] 中华医学会传染病与寄生虫病学分会，肝病学分会.病毒性肝炎防治方案[J].中华内科杂志，2001，40(1)：62 - 68.

[13] 中华医学会肝病学分会，中华医学会感染病学分会.慢性乙型肝炎防治指南(2015 更新版)[J].中华肝脏病杂志，2015，23(12)：888 - 905.

[14] 滕晓英，周新刚，孙磊，等.细化慢性肝炎肝纤维化分期标准在药物疗效评定中的应用[J].中华肝脏病杂志，2013，21(4)：271 - 274.

[15] 孙亚朦，周家玲，王麟，等. 慢性乙型肝炎抗病毒治疗后肝纤维化逆转的病理定性评估[J]. 中华肝脏病杂志，2017，25(11)：819 - 826.

[16] 胡锡琪. 胡锡琪图解肝病：疑难肝病临床病理诊断与鉴别诊断[M]. 上海：上海科学技术出版社，2018：8.

[17] 周晓军,张丽华.肝脏诊断病理学[M].南京：江苏科学技术出版社，2006：143.

[18] 刘立新,郭亚荣. 重视肝纤维化诊断方法的研究[J]. 中华消化病与影像杂志（电子版），2013，3(6)：272－275.

[19] Petitclerc L, sebastiani G, Gilbert G, et al. Liver fibrosis：Review of current imaging and MRI quantification techniques[J]. J Magn Reson Imaging, 2017, 45(5)：1276－1295.

[20] Zeng D W, Dong J, Liu Y R, et al. Noninvasive models for assess-ment of liver fibrosis in patients with chronic hepatitis B virus infection[J]. World J Gastroenterol, 2016, 22(29)：6663－6672.

[21] Almpanis Z, Demonakou M, Tiniakos D. Evaluation of liver fibro-sis："Something old, something new"[J]. Ann Gastroenterol, 2016, 29(4)：445－453.

[22] Barr R G, Ferraioli G, Palmeri M L, et al. Elastography assessment of liver fibrosis：society of radiologists in ultrasound consensus conference statement[J]. Radiology, 2015, 276(3)：845－861.

[23] Tang A, Cloutier G, Szeverenyi N M, et al. Ultrasound Elastogra-phy and MR elastography for assessing liver fibmsis：part 1, principles and techniques[J]. Am J Roentgenol, 2015, 205(1)：22－32.

[24] Afdhal N H, Bacon B R, Patel K, et al. Accuracy of fibroscan, compared with histology, in analysis of liver fibrosis in patients with hepatitis B or C：a United States multicenter study[J]. Clin Gastroenterol Hepatol, 2015, 13(4)：772－779. e1－e3.

[25] Seo Y S, Kim M Y, Kim S U, et al. Accuracy of transient elastography in assessing liver fibrosis in chronic viral hepatitis：a multicentre, retrospective study[J]. Liver Int, 2015, 35(10)：2246－2255.

[26] 中华医学会肝病学分会,中华医学会感染病学分会.慢性乙型肝炎防治指南（2010 年版）[J].胃肠病学和肝脏病学杂志,2011,20(2)：197－210.

[27] 袁利超,邵金华,郝美娜,等.肝脏硬度测定仪 FibroTouc 与 FibroScan 和肝脏病理分期的相关性[J].中华肝脏病杂志,2014,22(6)：425－429.

[28] Friedrich-Rust M, Nierhoff J, Lupsor M, et al. Performance of acoustic radiation force impulse imaging for the staging of liver fibrosis：a pooled meta-analysis[J]. J Viral Hepat, 2012, 19(2)：e212－e219.

[29] Nierhoff J, Chávez Ortiz A A, Herrmann E, et al. The efficiency of acoustic radiation force impulse imaging for the staging of liver fibrosis：a meta-analysis[J]. Eur Radiol, 2013, 23(11)：3040－3053.

[30] Morikawa H, Fukuda K, Kobayashi S, et al. Real-time tissue elas-tography as a tool for the noninvasive assessment of liver stiffness in patients with chronic hepatitis C[J]. J Gastroenterol, 2011, 46(3)：350－358.

[31] kung V Y, shen J, wong V W, et al. Quantitative elastography of liver fibrosis and spleen stiffness in chronic hepatitis B carriers：comparison 0f shear-wave elastography and transient elas-tography with liver biopsy correlation[J]. Radiology, 2013, 269(3)：910－918.

[32] Hemnann E, De Ledinghen V, cassinotto c, et al. Assessment of biopsy-proven liver fibrosis by 2D-shear wave elastography：An individual patient data based meta-analysis[J]. Hepatology, 2017.

[33] Leung V Y, Shen J, Wong V W, et al. Quantitative elastography of liver fibrosis and spleen stiffness in chronic hepatitis B carriers：comparison of shear-wave elastography and transient elastography with liver biopsy correlation[J]. Radiology, 2013, 269(3)：910－918.

[34] Huang Z, Zheng J, Zeng J, et al. Normal liver stiffness in healthy adults assessed by real-time shear wave elastography and factors that influence this method[J]. Ultrasound Med Biol, 2014, 40(11)：2549－2555.

[35] Zeng J, Liu G J, Huang Z P, et al. Diagnostic accuracy of two-di-mensional shear wave elastography for the non-invasive staging of hepatic fibrosis in chronic hepatitis B：a cohort study with internal validation[J]. Eur Radiol, 2014, 24(10)：2572－2581.

[36] Mariappan Y K, Glaser K J, Ehman R L. Magnetic resonance elastog-raphy：a review[J]. Clin Anat, 2010, 23(5)：497－511.

[37] Shi Y, Guo Q, xia F, et al. MR Elastogmphy for the Assessment of hepatic fibrosis in patients with chronic hepatitis B lnfection：does histologic necroinflammation influence the measurement of hepatic stiffness? [J]. Radiology, 2014, 273(1)：88－98.

[38] Ichikawa S, Motosugi U, Morisaka H, et al. Comparison of the diagnostic accuracies of magnetic resonance elastography and transient elastography forhepatic fibrosis[J]. Magn Reson Imaging, 2015, 33(1)：26－30.

[39] Yoon J H, Lee J M, Joo I, et al. Hepatic fibrosis：prospective com-parison of MR elastography and US

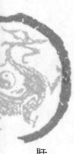
肝纤维化中西医结合诊疗的临床实践

shear-wave elastography for evaluation[J]. Radiology, 2014，273(3)：772 - 782.

[40]　Guo Y, Parthasarathy S, Goyal P, et al. Magnetic resonance elas-tography and acoustic radiation force impulse for staging hepatic fi-brosis: a meta-analysis[J]. Abdom Imaging, 2015, 40(4)：818 - 834.

[41]　李其.肝脏脂肪含量对肝脏扩散加权成像影响的研究[D].贵阳：贵阳医学院,2014 .

[42]　李绍林，张雪林，朱幼芙，等. 磁共振弥散加权成像 ADC 值诊断兔肝脏纤维化模型病理变化[J]. 南方医科大学学报，2009;29(4)：772 - 777.

[43]　范国华,龚建平,沈钧,等.MR 扩散加权成像在大鼠肝纤维化诊断中的价值[J].中华放射学杂志.2013, 47(2)：172 - 177.

[44]　Sandrasegaran K, Akisik F M, Lin C, et al. Value of diffusion-weighted MRI for assessing liver fibrosis and cirrhosis[J]. Am J Roentgenol. 2009,193(6)：1556 - 1560.

[45]　Rosenkrantz A B, Oei M, Babb J S, et al. Diffusion-weighted imaging of the abdomen at 3. 0 Tesla: image quality and apparent diffusion coefficient reproducibility compared with 1. 5 Tesla[J]. J Magn Reson Imaging. 2011,33(1)：128 - 135.

[46]　巫协宁. 临床肝胆系病学[M]. 上海：上海科学技术文献出版社，2003：220 - 227.

[47]　程明亮、杨长青. 肝纤维化的基础研究及临床(第二版)[M]. 北京：人民卫生出版社，2002：20 - 85.

[48]　姚光弼. 临床肝脏病学[M]. 上海：上海科学技术出版社，2004：350,457.

[49]　中华肝脏病学会肝纤维化学组. 肝纤维化诊断及疗效评估共识[J]. 肝脏. 2002, 7(2)：附页 3-附页 4.

[50]　中国中西医结合学会肝病专业委员会. 肝纤维化中西医结合诊疗指南[J]. 中华肝脏病杂志，2006,14(11)：866 - 870.

[51]　李郑红,陆伦根.肝纤维化的血清学诊断研究进展[J].国际消化病杂志.2013,33(5)：295 - 297.

[52]　张艳芳. 酒精性肝纤维化的血清标志物研究进展[J]. 临床肝胆病杂志，2018, 34(3)：623 - 626.

[53]　中华医学会肝病学分会，中华医学会感染病学分会. 丙型肝炎防治指南(2015 更新版)[J]. 中华肝脏病杂志, 2015, 23(12)：906 - 923.

[54]　刘立新，吕婷婷. 肝纤维化血清学诊断标记物[J]. 中华消化病与影像杂志(电子版), 2018, 8(1)：1 - 6.

[55]　王晶晶,陈国凤.无创肝纤维化诊断研究进展[J].肝脏, 2018, 23(1)：72 - 76.

[56]　杜静华,南月敏.肝纤维化新型分子诊断标志物[J].临床肝胆病杂志. 2017, 33(3)：445 - 450.

[57]　邓超文.《2016 年亚太肝病学会共识指南：肝纤维化的侵入性和非侵入性评估》摘译[J].临床肝胆病杂志. 2017,33(3)：413 - 416.

[58]　瞬时弹性成像技术(TE)临床应用共识专家委员会. 瞬时弹性成像技术(TE)临床应用专家共识(2015 年)[J].中国肝脏病杂志(电子版).2015, 7(2)：12 - 18.

[59]　林晓玲,邓超文.2017 年美国胃肠病学会指南：弹性成像检查在评估肝纤维化中的作用[J].临床肝胆病杂志.2017, 33(10)：1895 - 18971.

[60]　田雨艳,陆伦根. 肝纤维化影像学诊断研究进展[J]. 国际消化病杂志, 2013,33(5)：292 - 294.

[61]　谢青,桂红莲.肝纤维化诊断标准的现今认识[J].诊断学理论与实践.2009,8(2)：133 - 136.

[62]　程明亮,杨长青.肝纤维化的基础研究及临床(第二版)[M].北京：人民卫生出版社,2002：20 - 85.

[63]　邝贺龄,胡品津.内科疾病鉴别诊断学(第五版)[M].北京：人民卫生出版社,2009：610 - 643.

[64]　中国中西医结合学会肝病专业委员会. 肝纤维化中西医结合诊疗指南[J].中华肝脏病杂志, 2006, 14(11)：866 - 870.

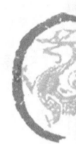

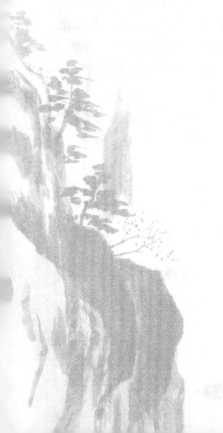

第四章 肝纤维化的治疗

第一节　中 医 治 疗

一、中医药辨证论治

1. 中医对肝纤维化病因病机的认识

中医对肝纤维化没有病名记载,根据患者的临床症状表现,属于中医学"胁痛、痞积、癥瘕、积聚、肝积、黄疸"等病范畴。

正气不足是肝纤维化发生和发展的内在因素。正如《素问》记载:"精气夺则虚""正气内存,邪不可干;邪之所凑,其气必虚"。慢性肝病,病程缠绵,易伤人体正气,致使人体免疫功能低下,正不胜邪,无法驱邪外出。如果毒邪长期内伏于肝,加之劳累过度,脏腑功能失调,忧思恼怒,情志抑郁,使肝气更损。印证《灵枢·百病始生》所言:"壮人无积,虚人则有之"。《景岳全书·积聚》进一步阐释说:"脾胃怯弱,气血两虚,四时有感,皆能成积。"说明正气强盛,则不容易受毒邪所侵,即使感受毒邪发病也容易驱毒外出,正所谓邪去正则安。反之,正气不足,则容易被毒邪所侵,感受毒邪后无力驱邪外出,毒邪隐伏于肝,日久形成慢性肝炎,一部分患者由于体虚或失治,进一步发展为肝纤维化。

湿热困阻,肝郁脾虚是肝纤维化发病的病机关键。慢性肝炎的形成,与湿浊邪毒长期在体内困阻中焦,湿热疫毒交蒸于肝胆是分不开的。湿毒之邪困阻脾胃、损伤肝体使肝失疏泄,脾失健运。湿热之邪,损伤脾胃,影响气血生化,致肝失所养造成肝纤维化。另外,由于饮食失节,耗伤脾胃,导致脾胃功能失职,失其纳运,导致湿浊内生,湿困化热,热蒸肝胆,形成肝病。中医认为,湿为阴邪,其性重浊黏腻,在体内难分难解,如与热邪结合更易使急性肝炎转为慢性肝炎,直至肝纤维化的形成。

肝郁脾虚,气滞血瘀贯穿肝纤维化发病的全过程。《金匮要略·脏腑经络先后病脉证》云:"见肝之病,知肝传脾,当先实脾。"肝主疏泄,调畅全身气机,与脾的运化功能关系十分密切,可谓是肝疏脾则健。又因肝主藏血,调节全身血液。若湿热入侵,阻滞肝经,导致肝气郁结,病久入络,气滞血瘀,造成肝血瘀阻。脾主运化水湿,为"生痰之源"。肝胆湿热蕴结日久,造成湿浊困脾,脾失健运,水湿内停,痰浊丛生,湿郁化热,热灼津液,形成痰瘀。由于痰浊、湿热、瘀血交结于肝络,最终形成痞块,形成肝纤维化。

2. 中医对肝纤维化的临床辨治法则

(1) 扶正固本,疏肝解郁　　中医学认为,肝主疏泄,喜条达而恶抑郁,对人体气机,脏腑功能的协调,作用十分重要,若肝失疏泄,势必会影响气机的运行和脏腑经络的生理活动。脾虚失运、气血亏虚是形成肝纤维化的内在因素。概括来讲,脾虚为本,湿热为标。

治疗上宜针对这一发病机制,制定疏肝解郁,健脾化湿的治疗法则,代表方以四逆散合参苓白术散加减,共奏疏肝解郁,理气通络之功,每每能收到肝疏脾健的治疗效果。若患者气虚可加大黄芪用量,血虚者加当归,一则可补气健脾,扶助正气,以治其本;二则使脾气充实,防止木旺克土,保证脾胃受纳与运化,气血生化有源,促进病变肝细胞的逆转。

(2)清热化湿,健脾调肝   脾虚是肝纤维化病变的重要环节,而湿热活动是"标实"的重要临床症状,湿热之邪能通过多种途径导致气滞和血瘀的形成。

如果肝病的急性期未彻底治愈,湿热邪毒未能根除,余邪未尽,蕴积于肝胆脾胃,导致脏腑功能失调,肝郁脾虚,肝木横逆犯脾,运化失职,痰浊内生,日久化热。因此,在肝纤维化的形成和发展过程中,常常表现出一派湿热的病理变化。只有脾健运则湿能化,湿去则热无所附,才能达到标本并治的目的。清热中药具有抗纤维化和抗肝炎病毒复制的作用。清热化湿法方药选用茵陈蒿汤合葛根黄芩黄连汤。湿重于热者,可选用三仁汤或甘露消毒饮加减运用,湿热并治,使邪有出路,切断湿热演变为瘀血的发病途径,避免湿热邪毒对肝组织的进一步损害,抑制肝纤维化的形成。

(3)活血化瘀,补气通络   慢性肝炎肝纤维化的产生和发展,常因湿热邪毒作用于肝,造成肝气郁阻,影响脾虚失运,气滞血瘀,毒瘀凝结,壅塞肝络,血脉痹阻,形成痞块,因此,血瘀是肝纤维化的基本病机,它贯穿肝纤维化发生和发展整个病理过程。针对这一发病机制,补气通络,活血化瘀是治疗气虚血瘀型肝纤维化的重要环节,大量的活血化瘀药具有祛瘀生新,软坚破积、逐瘀通脉的作用,它与补气药联合使用,能有效地促进机体的血液微循环,改善血液的理化特征和血管的通透性,并能增强吞噬细胞功能,保护肝细胞,促进病变肝细胞的逆转和炎症病灶的软化与吸收,从而能提高机体的免疫功能。对于一些气虚的患者,在使用活血化瘀中药的同时加入补气的中药,能更好更充分地发挥气为血帅的作用。具有补气作用的中药与活血化瘀药结合使用,能更好地扶正祛邪,标本并治,共奏补气活血之功。

对于肝纤维化已形成,痞块已坚硬者,如果单用活血化瘀之品,难以见效,则根据中医"坚者削之""结者散之"的原则,加入软坚之品,如鳖甲、牡丹皮、桃仁、红花、赤芍、水蛭、大黄一类,能更好地促进已经变性硬化的肝细胞变软。活血化瘀药可提高胶原酶的含量和活性,促进肝内胶原纤维分解并吸收入血或排出体外,有利于抑制炎症反应和促进肝组织的修复。

二、中成药治疗

目前对肝纤维化形成机制的研究已深入到分子水平,但临床治疗手段相对滞后,尚无理想且被广泛认同的抗肝纤维化药物运用于临床中,现经实践证实,中成药治疗肝纤维化疗效优于西药,具有潜在的临床应用优势。常用的治疗肝纤维化的中成药有复方鳖甲软肝片、扶正化瘀胶囊、大黄䗪虫丸、安络化纤丸、鳖甲煎丸等,现将其治疗肝纤维化的主要研究进展介绍如下。

1.复方鳖甲软肝片

复方鳖甲软肝片为复方制剂,主要由鳖甲(制)、莪术、赤芍、当归、三七、党参、黄芪、紫河车、冬虫夏草、板蓝根、连翘等中药组成,有软坚散结,化瘀解毒,养血柔肝等功效。方中鳖甲为君,味咸性平,入肝、肾,可软坚散结、滋阴潜阳。赤芍、三七、当归为臣,其中赤芍味苦微寒,专入肝经,可清热凉血、化瘀通络;三七味甘微苦,性温,可化瘀止血、活血止痛;当归,味甘、辛,性温,活血补血。其能抑制贮脂细胞增殖,减少胶原蛋白合成,降低胶原蛋白过量沉积,对预防、阻断和治疗肝纤维化及早期肝硬化有特效,是国家药品监督管理局(NMPA)批准的首个抗肝纤维化的中成药。

复方鳖甲软肝片具有阻止和逆转慢性肝炎肝纤维化的作用,治疗早期肝纤维化疗效显著。龚启明等关于复方鳖甲软肝片治疗50例肝纤维化的临床研究中,以复方鳖甲软肝片为治疗组,大黄䗪虫丸为对照组,治疗前后检测肝肾功能、肝纤维化指标、血常规、B超、部分患者肝活检。结果显示复方鳖甲软肝片能明显降低 HA、LN、PⅢP、血清Ⅳ型胶原蛋白(PⅣP),降低谷丙转氨酶(ALT)、谷草转氨酶(AST)、总胆红素,升高白蛋白、白蛋白/蛋球白比例(A/G),能明显升高白细胞(WBC)、红细胞(RBC)、血小板(PLT),且对乏力、肝区疼痛、脾肿大等症状有明显的改善作用,复方鳖甲软肝片具有明显的抗纤维化作用,并可使代偿性肝硬化在一定程度上逆转。杨年欢等系统分析恩替卡韦联合复方鳖甲软肝片与单纯恩替卡韦治疗 CHB 肝纤维化的有效性和安全性,共197例。结果表明恩替卡韦联合复方鳖甲软肝片治疗 CHB 肝纤维化疗效优于单用恩替卡韦治疗;对 CHB 肝纤维化具有协同治疗效应;复方鳖甲软肝片尚具有独立的护肝降酶作用。

复方鳖甲软肝片对各种病因引起的肝纤维化从动物实验研究到临床研究均证实有明确的抗纤维化作用,能够部分逆转肝硬化,有独立的护肝降酶作用,且长期服用毒副反应少,又费用低廉,临床应用广泛。

2.扶正化瘀胶囊

扶正化瘀胶囊由上海中医药大学肝病研究所研制,主要组成成分为丹参、冬虫夏草、桃仁、绞股蓝、松花粉和五味子,具有活血祛瘀,益精养肝等作用。方中丹参活血化瘀为君药,桃仁助丹参活血化瘀,冬虫夏草补虚益精,共为臣药,绞股蓝清热解毒,松花粉润燥益气,共为佐药,五味子滋肾涩精,味酸为引经使药。该药针对肝纤维化正虚血瘀的基本病机,是国家"八五"科技攻关的结果,临床疗效显著,受国家专利保护。

李丽等用 Meta 分析系统分析扶正化瘀胶囊治疗 CHB 肝纤维化有效性和安全性的系统评价,纳入 9 个符合标准的 RCT,共590例。现有研究显示,扶正化瘀胶囊对血清纤维化指标 HA 及肝脏病理纤维化分期有明显的改善作用。特别是当疗程由 3 个月延长至 6 个月时,该药物对 HA 及肝脏病理纤维化分期的改善更为显著,且对Ⅳ-C 也

有一定的改善,并且无明显不良反应。多个临床研究结果显示扶正化瘀胶囊联合抗病毒药物治疗 CHB 比单用抗病毒药物治疗效果好。张瑞凤等对 116 例 CHB 肝纤维化患者的临床资料进行回顾性分析,分为单药组和联合组,单药组服用替诺福韦,联合组服用替诺福韦和扶正化瘀胶囊,疗程 72 周,观察比较其治疗前后肝功能指标、HBV-DNA 定量、HBV 血清学标志物、肝纤维化 4 项、腹部超声及 Fibroscan 测量指标 LSM(肝纤维化无创指标)的变化,结果表明采用扶正化瘀胶囊与替诺福韦联合治疗乙型肝炎肝纤维化较单纯西药疗效显著。

3. 大黄䗪虫丸

大黄䗪虫丸主要由熟大黄、土鳖虫、水蛭、虻虫、蛴螬(炒)、干漆、桃仁、苦杏仁、黄芩、地黄、白芍、甘草等按一定剂量混合制成,具有活血破瘀,通经消癥瘕的功效。钟伟超等对小鼠酒精性肝纤维化的研究发现,大黄䗪虫丸通过调节炎症因子的水平,减少 COL-1 的沉淀,抑制肝细胞的凋亡,从而对小鼠酒精性肝纤维化损伤产生保护作用。研究表明,恩替卡韦与大黄䗪虫丸联合应用,既有抗病毒、减轻炎症活动和改善微循环的功效,又能防止和改善肝纤维化。如朱淑琴等大黄䗪虫丸联合恩替卡韦治疗 CHB 肝硬化的临床疗效的研究中,共纳入 98 例患者,随机分为研究组及对照组。对照组单纯给予恩替卡韦治疗,研究组在此基础上加入大黄䗪虫丸,结果显示采用大黄䗪虫丸联合恩替卡韦联合治疗 44 例 CHB 肝硬化,可以显著改善患者肝功能及肝纤维化指标,提高患者生活质量。

4. 安络化纤丸

安络化纤丸主要成分为地黄、三七、水蛭、僵蚕、地龙、大黄等,主要功效为健脾养肝,凉血活血,软坚散结,用于 CHB,CHB 后早、中期肝硬化等疾病。动物试验表明,本品对 D-氨基半乳糖、四氯化碳引起的大鼠或小鼠急性肝损伤,显示有降低血清 ALT、AST 活性及减轻肝细胞变性坏死的作用。例如,姜冬冬等动物实验发现安络化纤丸对小鼠肝纤维化具有良好的治疗作用。其作用机制可能与降低肝组织匀浆 TIMP-1 浓度,以及血清 HA、LN、PCⅢ、Ⅳ-C 水平有关。蔡敏等利用 Meta 分析系统评价安络化纤丸联合恩替卡韦与单用恩替卡韦治疗 CHB 肝硬化的疗效性,共纳入 10 项 RCT,735 例患者,分析结果显示安络化纤丸联合恩替卡韦能有效改善 CHB 肝纤维化,并且效果优于单用恩替卡韦。

5. 鳖甲煎丸

鳖甲煎丸主要成分为鳖甲胶、阿胶、蜂房(炒)、鼠妇虫、土鳖虫(炒)、蜣螂、硝石(精制)等,主要功效为活血化瘀,软坚散结。文彬等采用复合因素建立肝纤维化大鼠模型,研究得出鳖甲煎丸能有效减轻模型大鼠肝纤维化的病理程度。其作用机制可能与降低大鼠血清 ALT、AST 水平,抑制大鼠肝组织瘦素及瘦素受体的表达密切相关。梁贤栋等鳖甲煎丸联合恩替卡韦对乙型肝炎肝纤维化的疗效观察中,共纳入 100 例患者,治疗组患者给予恩替卡韦分散片口服,同时服用鳖甲煎丸;对照组患者只给予恩替卡韦分散片口服,结果显示鳖甲煎丸与恩替卡韦联合在治疗乙型肝炎肝纤维化中有协同作用,起到了改善和治疗肝纤维化的作用。

6. 小结

中药及其复方制剂具有多成分、多靶点,以及协同作用的特点,但中药复方的成分复杂,完全阐明其作用机制及有效成分尚需进一步研究。目前研究多集中在关键细胞因子和相关信号通路,很少从肝纤维化发展各个阶段、不同层面进行综合性的研究。因此,需进一步深入研究,开展随机对照、大数据、双盲等临床实验研究,以明确作用机制及有效成分,提高临床疗效。

三、肝纤维化的中医外治法

近年来,中医药在抗肝纤维化的临床疗效评价、作用机制与物质基础研究等方面取得长足进步,基于长期研究及大量临床资料分析,认为肝纤维化的基本病机为正虚血瘀,出现了扶正化瘀胶囊、复方鳖甲软肝片、鳖甲煎丸、大黄䗪虫丸、安络化纤丸等抗肝纤维化中成药。随着现代医学的发展,抗肝纤维化概念的深入,中医外治法也进行了一定的探索和发展。

"诸病于内,必形于外",脏腑气血阴阳盛衰及机体正邪强盛通过皮肤、经络、孔窍表现出来,清代外治专家吴师机指出:"外治之理即内治之理,外治之药即内治之药,所异者法耳。"认为药物对局部的刺激,通过经络系统的调节而纠正脏腑气血阴阳的偏盛偏衰,补虚泄实,扶正祛邪,从而治疗疾病。中医外治法通过经络作用于病变部位,从脏腑治体表之疾,从体表治脏腑之疾,具有直达病所,使用方便的特点。正所谓:"凡病药所不及,针之不到,必须灸之"(《医学入门》)。肝病外治法自古多有临床应用,并经近现代发展创新,目前用于肝病的外治疗法古有穴位贴敷法、针灸疗法、鼻疗法、脐疗法,多用于治疗臌胀积聚包括肝硬化和黄疸等患者。

1. 针灸治疗

现代医学认为,针灸治疗肝纤维化的机制可能与降低血清中 ECM 的含量有关。有学者将肝纤维化分为轻、中、重三个阶段,分别在活血扶正,活血化瘀扶正及活血软坚的基础上予以针刺治疗肝纤维化,能够显著降低患者肝纤维化血清学指标,取穴多以腹部任脉如中脘、建里、下脘,背部腧穴如膈俞、肝俞、胆俞。肝经募穴期门等为主,另有肢体特殊穴位如阳陵泉、足三里、太冲穴等。正虚血瘀是当代中医对肝纤维化病机的主流认识,但通过对肝硬化静脉曲张、肝掌及蜘蛛痣等瘀血的体征分析,则形成一种毒邪阻滞肝络,日久夹瘀夹痰,导致气血运行不畅,肝络壅阻,正气耗损,形体败坏出现肝络凝瘀、胁痛,甚至形成积聚、臌胀的肝纤维化病机认识。有学者利用刺络泻血具有祛瘀生新、活血通络、泻热解毒之效,通过动物实验病理证实刺络泻血具有促进 HSC 凋亡,减轻肝纤维化程度的作用。电针作为针灸的一种方式,在临床中同样具有抗肝纤维化治疗作用,主要表现为能够降低血清肝纤维化指标,目前多以治疗 NAFLD 为主,主要取穴为丰隆、夹脊、肝俞穴,疗程需要 2 个月以上。

2. 穴位贴敷

穴位贴敷广泛用于肝病的治疗,但临床治疗仅观察到改善患者症状如胁痛、黄疸和生化学指标。临床研究中更多用于肝硬化腹水患者,针对抗肝纤维化的穴位贴敷临床资料较少。部分穴位敷贴治疗慢性肝炎和肝硬化临床研究将肝纤维化血清学指标纳入考察。结果显示具有一定的降低肝纤维化血清学指标的作用,缺乏肝纤维化病理治疗的针对性研究,因而无明显的借鉴作用。但存在肝纤维化尤其是进展期的肝纤维化患者如有临床症状如腹痛、胁痛等临床症状可利用穴位贴敷药物直达病所的优点,改善临床症状,提高患者生活质量。《理瀹骈文》之中记载"中焦之病,以药切粗末,炒香包敷脐上,为第一捷法",神阙属任脉,同三阴经脉相通,与督脉相表里,而神阙所在又是冲脉循行之处,串联十二经脉,具有调节经脉气血的作用。而从现代解剖学来讲,脐周皮下脂肪少,表皮角质层较薄,屏障功能差,周围血管丰富,有利于药物渗透和吸收。因此,现代肝病穴位敷贴临床取穴同样多以期门、神阙为主,用药诸如活血化瘀之丹参、当归、川芎、白芍、丹皮之类,软坚化结之牡蛎、桑螵蛸、鳖甲等。加之使用现代透皮技术的透皮贴药物吸收更加充分,使用更加方便。

3. 肝病治疗仪

肝纤维化患者往往存在肝脏血液循环障碍,而肝病治疗仪具有改善肝脏血液循环的作用,使肝脏的氧化和营养物质的供给得到改善。目前肝病治疗仪存在多种型号,常见的如 BILT 型生物信息肝病治疗仪,治疗时取肝区或期门、日月穴,照射 30 min 左右。有部分临床研究观察到肝病治疗仪能够改善 CHB 及肝硬化患者生化学指标及纤维化指标,甚至能够使肿大的脾脏回缩,但这些研究同其他外治法一样缺乏病理学依据。另外,样本仅仅依靠纤维化血清学标志物这一缺乏特异性的指标诊断肝纤维化缺乏可靠性。此外样本中存在生化学异常导致肝纤维化指标异常的因素。但肝纤维化存在局部血液循环障碍,而肝病治疗仪具有改善供血、供氧的作用,因此,肝病治疗仪治疗肝纤维化具有应用前景,但需要对照射部位、时间、疗程等因素进行规范、严谨的研究,使这一中医治疗措施广泛传播。

4. 其他外治法

本中心擅长以中医外治法治疗慢性肝病,除开展以上多种肝病外治方案,尚有黄芪注射液注射足三里穴,对于存在肝纤维化和肝硬化的临床症状和体质的改善具有一定的作用,对于 CHB 患者有一定的抗病毒治疗作用。另外中医药清肠合剂灌肠治疗肝硬化及其并发症肝性脑病效果显著,这些中医外治方法有必要进一步研究,挖掘临床使用价值,推广临床应用。其他中医外治法,如拔罐、耳穴等,治疗肝纤维化鲜有应用和临床研究,多以改善肝纤维化和肝硬化的相关症状为主。肝纤维化或肝硬化患者往往存在一些非特异性症状,如乏力、精神不振、腹胀、胁痛,可以适当尝试太极拳或八段锦等养生健身项目,增强体质,改善生活质量。

总之,中医外治法以中医理论基础为依据,治疗肝纤维化临床应用广泛,并具有一定意义的临床疗效,如改善症状、生化指标等,但临床疗效还有待进一步提高,需要得到更多的循证医学的证据支持,需要广泛的推广,需要科学、严谨、规范的临床研究设计加以证实。正如上海中医药大学附属曙光医院徐列明教授所说:"虽然真正揭示中医药的科学内涵还有待于现代科学技术手段的不断发展与完善,但是我们不能消极等待。我们应当针对当前的不足,开展创新性研究,在提高研究的质量和水平上下功夫。"我们应该相信,通过不懈努力,中医药抗肝纤维化将获得令人瞩目的成就。

四、中医其他疗法

1. 穴位注射疗法

穴位注射可以通过局部刺激经络调衡及药物自身发挥最大的全身药理效应。临床常用丹参注射液、苦参素、丹参酮 IIA、促肝素、小剂量干扰素等进行足三里、肝俞穴注射。有研究表明,丹参多酚酸盐能够显著抑制肝纤维化的进展,减轻肝脏损伤。

2. "天灸"疗法

《太平圣惠方》中记载:"治阳黄,面黄,全身俱黄……毛茛草捣烂如泥,缚寸口,俟发泡",其中,发泡即天灸,可能与中医皮部理论相关。天灸药物作用于皮肤表皮层使之破损,角质层细胞的渗透作用加强,药物通过破损处及其周围皮肤进入经络、穴位,发挥一定的治疗作用。有临床研究表明,运用天灸合并其他疗法治疗慢性肝病,与西药治疗比较无差异,运用天灸方案的远期恢复效果更加稳定。刘文吉等通过对四氯化碳诱导的模型鼠进行斑蝥天灸 6 周后,对大鼠血清肝纤维化指标及病理指标等进行分析。结果表明天灸能减轻肝细胞炎症损害,降低肝纤维化增生程度。

3. 食物疗法

肝纤维化发生的机制极为复杂,其中氧化应激与炎症反应占有重要地位,故抑制氧化应激及炎症反应可在一定程度上实现肝纤维化的逆转。有研究表明,咖啡可以缓解、延缓肝纤维化、肝硬化及肝癌的发生发展,降低慢性肝病患者死亡率。绿茶多酚可抑制胶原蛋白的合成进而干预肝纤维化的发生发展。苹果食疗方法,周明玉等通过对内科综合疗法加食苹果治疗 81 例肝纤维化患者的研究发现,辅食苹果能显著延缓或逆转肝纤维化。祝娟娟、周明玉等发现苹果在大鼠肝纤维化的逆转过程中起到了有效的辅助作用,其机制可能与刺激 SOD 表达增加,促进 ECM 的降解相关。富含硒食物疗法,如富硒红薯等。硒是与人体健康密切相关且必不可少的微量元素,其药理机制主要是通过谷胱甘肽过氧化物酶和硫氧还蛋白还原酶对肝脏起到一定保护作用。近年研究表明,富硒药物或添加硒元素合并其他治疗手段可有效保护肝脏并抗癌,并表明了硒酶的基因表达与肝组织中 GSH－Px 或 TR 的 mRNA 的活性密切相关。和水祥等研究显示硒可作为抗氧化剂,保护肝组织,抑制肝胶原蛋白合成。

肝纤维化的发病机制复杂,其防治措施也非单一,在常规的保肝及抗肝纤维化药物治疗并不理想的情况下,加以食疗辅助逆转肝纤维化极为重要,有望成为常规药物治疗慢性肝病的有效补充。

4. 中医综合疗法

中医综合疗法包括中药结合简化太极拳及心理调节等综合方法。

太极拳是在"导引术"和"吐纳术"的基础上演变而成的健身运动,主张"以意导气,以气运身",强调身心放松,可削弱、转移和克服内伤病的七情刺激,而有利于经络的疏通,使气血充盈全身,增强抗御病邪和自我修复能力,所以练习太极拳有助于慢性病的康复。

"怒伤肝""思伤脾",暴怒和忧思过度可导致肝胆和脾胃气机郁滞,功能失常而出现胸胁闷痛,腹胀,嗳气,纳呆,倦怠乏力,大便不调等,诱发或加重急慢性肝炎及肝硬化的临床症状。肝病患者只有调整好自己的情绪,保持乐观的心情,才有利于疾病的恢复。有临床研究显示,在中药汤剂辨证治疗的基础上,配合简化太极拳、心理调节(心理开导、消除顾虑、树立战胜疾病的信心等),治疗 CHB 肝纤维化患者,以 6 周为 1 个疗程,每天 50~60 min(分 2~3 次),2~3 个疗程后,能够明显改善患者食少,乏力,腹胀,胁痛,尿黄等症状,降低血清学指标,改善肝脏回声增强及脾肿大,并能够明显预防愈后复发。

5. 瑶医膏药脐疗疗法

瑶医认为人体的五脏六腑与外部环境之间是对立统一的关系,这对于维持人体的正常生理功能和相对盈亏平衡有重要意义。其治疗原则为盈则消之、亏则补之。有学者运用瑶医经典风药之黄花倒水莲滋补肝肾、养血调经,健脾消积,同时配合祛风利尿药绣花针根、黑九牛根祛风利湿,活血消肿;吴茱萸温中止痛,理气燥湿;石菖蒲化湿开胃,开窍豁痰;益母草活血调经,利尿消肿;百花羊古草根祛湿退黄、通经利尿。将诸药制成膏药敷于脐部及脐周,然后用艾箱置于脐上,通过药与热的协调作用,使药物于脐下血管网穿透,直接进入血液,参与血液循环,达到健脾和胃,活血化瘀,利湿化湿的功效。韦刚等运用该疗法治疗脾胃虚寒型门静脉高压性胃病,在改善肝纤维化四项血清学指标上效果明显。

以上治疗方法均缺乏大样本量研究,研究方法局限,更多相关的治疗方法有待进一步研究。

第二节 抗肝纤维化的西医治疗

一、肝纤维化治疗的目标

《肝纤维化中西医结合诊疗指南》(2006 年)提出,抗肝纤维化治疗的近期目标在于抑制肝纤维化进一步发展,远期目标在于逆转肝纤维化,改善患者的肝脏功能与结构,延缓肝硬化及其失代偿期的发生,改善患者的生活质量,延长其生存期。目前在肝纤维化的治疗方面仍存在不少争议,2009 年亚太肝病研究学会(Asian Pacific Association for the Study of the Liver, APASL)关于肝纤维化的共识意见指出,肝纤维化是一个动态过程,若除去病因并给予药物治疗则肝纤维化可在组织水平逆转,且治疗决定其是否能够逆转及预后。

二、肝纤维化治疗的基本原则

(1) 了解病因、病理生理基础和纤维化进展的自然史。
(2) 明确纤维化的分期及疾病的活动程度。
(3) 满足安全、有效,且对肝脏有特异性靶向要求。
(4) 合理安排、科学、有序贯性和治疗的时间性。

三、肝纤维化治疗策略

肝纤维化是主动进展与动态变化的复杂病理过程,涉及多个环节与因素,治疗策略上应顾及肝纤维化发生和发展的各个方面,包括治疗原发病或去除致病因素、抗肝脏炎症、抑制胶原纤维形成与促进胶原降解等,这实际上是一种广义的抗肝纤维化综合疗法。

目前肝纤维化治疗策略主要是以下几点:① 去除病因;② 细胞保护/抗氧化;③ 抗炎症/免疫调节;④ 抑制 HSC 活性;⑤ 调节 ECM 合成和降解;⑥ 促进 HSC 凋亡;⑦ 刺激肝细胞再生。

其中,病因治疗是抗肝纤维化的首要对策,如有效抑制肝炎病毒复制、杀灭血吸虫、戒酒等可减轻肝脏持续损伤,从而促进纤维化肝组织的修复。

四、具体治疗

1. 去除病因,治疗原发病

病因治疗是肝纤维化治疗的基础,针对致病因子,治疗原发病,如抗肝炎病毒治疗、治疗血吸虫病、戒酒等病因治疗是肝纤维化治疗的基础和根本。目前为止,去除肝病的原发致病因素仍然是最有效的抗肝纤维化治疗方法。

(1) CHB　　中华医学会肝病学分会和感染病学分会指定的《慢性乙型肝炎防治指南(2015 年更新版)》提出,CHB 的治疗目标是最大限度地长期抑制 HBV 复制,减轻肝细胞炎性坏死及肝纤维化,延缓和减少肝功能衰竭、肝硬化失代偿、肝癌。在中国,肝炎病毒感染仍是慢性肝病、肝纤维化的主要病因,因此,抗肝炎病毒治疗具有重要意义。

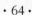

肝纤维化中西医结合诊疗的临床实践

近年来,大量证据表明长期抗病毒治疗,持续有效地抑制 HBV 复制,可以使肝纤维化逆转,甚至可以使进展期肝硬化患者的肝脏组织学表现得到改善。

目前抗 HBV 治疗的药物主要有核苷酸类似物及干扰素。《2015 年世界卫生组织慢性 HBV 感染预防、关怀和治疗指南》指出,一线抗病毒治疗药物推荐应用高耐药屏障的核苷酸类似物(如恩替卡韦或替诺福韦),而低耐药屏障的核苷酸类似物(如拉米夫定、阿德福韦等)由于其可致药物抵抗,目前不推荐使用。另外,该指南进一步指出目前尚未发现替诺福韦的耐药突变,故其也可作为恩替卡韦、替比夫定、拉米夫定等治疗失败后的二线治疗方案。干扰素包括普通干扰素和长效干扰素,其不仅具有抗病毒作用,而且能够抑制免疫反应,还可拮抗 TGF-β 诱导的信号转导通路及胶原蛋白沉积,减少胶原蛋白的表达及合成,发挥逆转肝纤维化的作用。但由于其价格较高且不良反应较多,故不作为抗病毒治疗的一线药物。

(2) CHC　　抗病毒治疗的目标是清除 HCV,获得治愈,清除或减轻 HCV 相关肝损伤,逆转肝纤维化,阻止进展为肝硬化、失代偿期肝硬化、肝衰竭或 HCC,提高患者的长期生存率与生活质量,预防 HCV 传播。对 CHC 患者的研究显示,抗病毒治疗不仅能提高抗纤维化的效果,而且能减少肝脏肿瘤的发生,特别是对病毒应答较好的患者。即使是在非持续应答的患者中,抗病毒治疗亦能延缓肝纤维化的进展,这对患者意义重大。聚乙二醇干扰素(PegIFN)和利巴韦林(RBV)联合(又称“PR 方案”)是目前 CHC 公认的治疗方法。近年来,直接抗病毒药物(direct-acting antiviral agents,DAAs)的不同制剂陆续上市,将抗 HCV 治疗带入一个崭新的时代。目前经完整的口服 DAAs 的方法可获得持续病毒学应答(sustained virologic response,SVR)(总体获得率高于 90%)。获得 SVR 后,机体发生肝纤维化、肝细胞变性的风险降低,肝移植的必要性减小。目前 DAAs 已逐步取代 IFN 类药物用于消灭基因 1~6 型 HCV。

(3) 酒精性肝病　　戒酒是酒精性肝病治疗的核心。若戒酒成功,酒精性肝病(包括酒精性肝硬化)患者的临床表现和组织学表现将得到改善,并可阻止其进一步演变成肝硬化,从而提高患者的生存率。

(4) NAFLD　　NAFLD 包括单纯性脂肪肝(nondcoholic fatty liver,NAFL)、NASH、非酒精性脂肪性肝纤维化、相关肝硬化及肝细胞癌。在世界范围内,NAFL 和 NASH 及其相关肝纤维化的发病率迅速升高,目前尚缺乏有效的药物治疗手段。未来 10 年 NAFLD 将可能超越病毒性肝炎,成为肝移植的主要疾病。控制体重可以减轻 NAFLD 患者的肝纤维化程度。

(5) 药物性肝炎(drug-induced liver injury,DILI)　　避免接触或服用可致肝损伤的化学毒物和药物是最为重要的治疗措施。怀疑 DILI 诊断后立即停药,约 95% 患者可自行改善甚至痊愈;少数发展为慢性,极少数进展为急性重型肝炎(急性肝衰竭,ALF)或亚急性重型肝炎(亚急性肝衰竭,SALF)。

(6) 其他类型肝病　　血吸虫感染应清除微生物;放血疗法治疗遗传性血色沉着

病可以改善肝纤维化程度；胆道堵塞应解除胆道梗阻；吡喹酮治疗肝吸虫病；D-青霉胺联合锌盐清除 Wilson 病患者体内过量沉积的铜等。

慢性炎症反应是纤维化形成的前提，抗肝脏炎症是抗肝纤维化的重要措施。病因与抗炎治疗的具体方案与药物见《慢性乙型肝炎防治指南》《丙型肝炎防治指南》《酒精性肝病诊疗指南》《非酒精性脂肪性肝病诊疗指南》《药物性肝损伤诊治指南》《日本血吸虫病诊断标准和处理标准》《中华人民共和国国家标准 UDC-GB15977-1995)》等相关指南和标准。

2. 细胞保护与抗氧化剂

细胞保护剂的作用机制为保护肝细胞阻止其凋亡。而氧化应激反应在肝脏内产生大量的活性氧和氧自由基，破坏肝细胞，激活 HSC，进而促进 ECM 沉积，在肝纤维化起始和进展中发挥着重要作用。常用药物如下。

（1）多烯磷脂酰胆碱　多烯磷脂酰胆碱在肝损伤患者的治疗中得到广泛研究。多烯磷脂酰胆碱是从大豆中提取的一种磷脂，主要活性成分为多聚磷脂酰胆碱二酰甘油或多聚乙酰软磷脂，是构成所有细胞膜和亚细胞膜的重要组成部分，其化学结构与内源性软磷脂相同，但因它含有丰富的多价不饱和脂肪酸（亚油酸、亚麻酸和油酸），所以在功能上比体内的磷脂更卓越。具有抗氧化和抗纤维化双重作用，能对已破坏的肝细胞膜进行生理性修复，还有减少氧应激与脂质过氧化，抑制肝细胞凋亡，降低炎症反应后 HSC 活化等功能，从多方面保护肝细胞免受损害。

（2）还原型谷胱甘肽　还原型谷胱甘肽是由谷氨酸、胱氨酸、甘氨酸组成的含巯基的三肽物质，在肝细胞内的含量丰富，可维持正常细胞的代谢和细胞完整性，保护肝细胞，治疗和预防肝纤维化。此外，还可促进肝脏酶的活性和肝脏合成胆酸的作用。

（3）S-腺苷蛋氨酸　S-腺苷蛋氨酸是含硫氨基酸的一种，是存在于人体组织的一种生理活性分子，由蛋氨酸与三磷酸腺苷在腺苷蛋氨酸合成酶催化下合成，可补充内源性腺苷氨酸不足，通过甲基化提供甲基，增加肝细胞膜流动性，增加胆盐摄取与分泌。其转硫基作用，可合成谷胱甘肽，提高解毒作用。S-腺苷蛋氨酸可使肝组织中脯氨酸羟化酶活性下降，I 型前胶原 mRNA 表达减少。

（4）水飞蓟素　水飞蓟素是从菊科草本植物水飞蓟果实及种子中提取所得的一类二氢黄酮醇与苯丙素衍生物缩合而成的黄酮木脂素类成分，可保护肝脏细胞免受毒性物质侵害，尤其是乙醇及环境污染物（农药、重金属等）对肝脏的损害。它具有强抗氧化作用，保护肝细胞免受自由基破坏的同时可以促进蛋白质合成，进而加快肝细胞再生。

（5）维生素 E　维生素 E 不仅限于清除自由基，抑制脂质过氧化反应，还包括其他机制，如抑制 HSC 增殖及其胶原合成，抑制 KC 激活，减少 IL-6、TGF-α、TGF-β等多种因子产生，保护肝细胞，抑制肝纤维化的启动因素，抑制肝细胞胶原合成。

（6）一氧化氮（NO）　NO 也具有保护肝细胞和抗肝纤维化的作用。肝脏中存在典型的 NO 合成通路，NO 可调节肝细胞白蛋白合成、肝脏解毒和生物转化，肝纤维化及肝硬化时 NO 水平升高。

（7）钙离子拮抗剂　　钙通道阻断剂，如尼群地平等，可提高肝细胞微粒体钙离子、镁离子、ATP 酶的活性，稳定细胞内游离钙离子浓度，减轻肝脏损伤。

3. 减少炎症和宿主免疫反应

炎症反应激活多种炎症细胞，释放炎症因子，使 HSC 由静止状态进入活化与增殖状态，进而促进 ECM 的沉积，同时还可引起肝脏免疫功能紊乱，进一步加重肝细胞损伤。因此，在纤维化治疗中抑制炎症和免疫反应非常重要。

（1）糖皮质激素　　糖皮质激素是目前抗炎症反应药物中最常用一种，在体外减少胶原基因转录，抑制胶原合成；体内抑制炎症细胞趋化，减少炎症细胞聚集，从而减少胶原合成。但其不良反应较多，尤其是慢性病毒性肝炎患者中应用糖皮质激素时，常存在严重的不良反应。目前糖皮质激素主要用于自身免疫性肝病和酒精性肝病的治疗。近来有学者采用药物载体将地塞米松或其他抗炎药物选择性运输到肝脏中特异作用细胞，不仅增强其疗效，而且减少药物用量，提高安全性。

（2）甘草酸制剂　　异甘草酸镁主要成分是甘草次酸，主要作用是能够作为配体与皮质激素受体呈现出糖皮质作用，进而能起到激活或抑制酶活动的作用，能够在人体内调节物质代谢和神经兴奋作用，具有一定的抗纤维化、解毒抗毒的功效，进而能够很好地改善患者肝功能。另外，有关研究显示异甘草酸镁能够有效降低肝脏损伤，保护肝脏。

甘草酸二铵具有糖皮质激素样作用、抗炎抗氧化作用，可以减轻炎细胞浸润，改善炎症反应，减少胶原成分及 ECM 沉积，延缓纤维化进展。

（3）秋水仙碱　　秋水仙碱可抑制微管蛋白聚合从而干扰细胞的胶原分泌，能刺激胶原酶的活性，增强胶原的降解，并可抑制巨噬细胞释放单核细胞因子等生长因子，减少 IL-1 的分泌。目前秋水仙碱主要用于血吸虫病肝纤维化的治疗。

（4）熊去氧胆酸　　熊去氧胆酸具有抗炎、促进胆汁分泌和抗凋亡的作用，是治疗原发性胆汁性肝硬化的主要用药，可以改善肝脏组织学表现。熊去氧胆酸可以显著改善原发性胆汁性肝硬化的预后和减轻肝纤维化，缺点是 1/3 的患者对熊去氧胆酸不完全应答。

（5）白细胞介素（IL）　　IL-10 有强大的抗炎作用，是一种多效性细胞因子，可使肝 KC 合成过氧化物和 TGF-α 明显受抑制，肝细胞坏死程度减轻。辅助性 T 细胞 2（Th2）可促进肝纤维化的发生。IL 12 是一种强效免疫调节剂，可抑制其细胞因子的表达。其他如 IL-13 抑制剂，IL-18、IL-1 受体拮抗剂，可溶性 TGF-α 抗体等也可不同程度抗肝纤维化。

（6）硫前列酮类似物　　硫前列酮类似物（如二甲基硫前列酮 2）具有拮抗前列腺素的作用，可以明显减轻肝细胞变性、坏死，抑制胶原蛋白的合成及降解，改善肝纤维化程度。

（7）干扰素　　目前，对 IFN-α、IFN-γ 的抗肝纤维化机制研究较为深入，而对

IFN-β的研究较少。由于炎症及肝细胞损伤是肝纤维化的始动因素,故干扰素作为免疫调节剂,其抗肝纤维化的机制主要包括抗病毒、减轻肝脏炎症及坏死反应来减轻肝纤维化;抑制HSC的活化和增殖,抑制ECM合成;促进ECM降解;诱导激活的HSC凋亡。

(8)马洛替酯　　马洛替酯为二硫戊环衍生物,为肝细胞合成蛋白的诱导剂,它能增强细胞色素C和葡萄糖-6-磷酸脱氢酶的活性。其抗肝纤维化主要通过减轻肝脏炎症反应和纤维化程度,并抑制肝脏胶原合成和沉积。其机制是通过减少炎症因子分泌,抑制储脂细胞(如HSC)的活化等。

4. 抑制HSC活化和增殖

在肝纤维化的形成过程中,各种致病因素持续作用于HSC,使其活化增殖、凋亡减少,并激活包括TGF-β1/Smad等多条信号转导通路,进而使胶原蛋白合成增加,ECM过度沉积。故若能有效抑制HSC的活化增殖,即可有效阻止肝纤维化的发生及进一步发展。目前常用的方法是抑制HSC的活化、增殖,以及针对HSC的靶向治疗等。HSC活化是肝纤维化发生的中心环节,采取有效措施干预其活化过程对肝纤维化的治疗至关重要。

(1)血管紧张素Ⅱ受体阻断剂　　肾素-血管紧张素系统(RAS)与肝纤维化的发生密切相关,其中最主要的活性成分为血管紧张素-Ⅱ(AngⅡ)。AngⅡ主要通过与AngⅡ1型受体结合,诱导HSC活化增殖,进而促进肝纤维化进程。AngⅡ受体阻断剂可迅速引起细胞内钙离子浓度增加,并导致细胞收缩和细胞增殖。

螺内酯(安体舒通)是醛固酮的拮抗剂,醛固酮现被认为有致纤维化作用,既能抑制肝纤维化形成又能抑制肝窦血管生成,通过与醛固酮竞争性结合受体,可以拮抗醛固酮的促纤维化过程,因而具有一定的抗肝纤维化作用。

(2)其他　　如奥曲肽,在实验性肝纤维化中,国内外均有研究显示可抑制HSC的激活和转化,下调TGF-β1蛋白和Ⅰ、Ⅲ型胶原mRNA的表达,起到一定的抗纤维化作用。

5. 增加瘢痕基质降解或减少细胞外基质产生

MMPs是肝脏ECM的主要降解酶,通过上调MMPs活性或下调TIMPs活性,有助于促进肝纤维化的逆转。

(1)MMPs/金属蛋白酶组织抑制因子　　肝纤维化发生、发展过程中存在着以胶原为主的肝脏ECM各成分合成增多,降解相对不足,从而导致其过多沉积在肝内。目前认为MMPs在肝内ECM降解过程中发挥重要作用,而肝纤维化过程中MMPs在表达数量上并无显著改变,但其降解胶原的活性在肝纤维化发生前后却显著不同,进一步研究发现金属蛋白酶组织抑制因子为MMPs最主要抑制物,与其活性呈负相关。

(2)D-青霉胺　　D-青霉胺与铜离子螯合,与赖氨酸产生缩醛反应从而抑制胶原交联,促进胶原降解,增加胶原酶活性,促进免疫复合物解聚,抑制肝细胞炎症反应。

D-青霉胺主要用于原发性胆汁性肝硬化,对其他疾病的治疗效果差。

6. 促进 HSC 凋亡　　NK 是固有免疫系统的一部分,占肝内淋巴细胞的 50%,NK 可以杀死活化的 HSC,减少肝纤维化,与其释放两种抗纤维化因子,即 IFN-α 和 IFN-γ 有关。IFN-α 具有广谱抗病毒复制作用,广泛应用于抗 HBV、HCV 的治疗。IFN-α 可直接抑制 HSC 增殖及 ECM 合成,还可通过激活纤溶酶原而增加胶原降解。IFN-γ 是一种免疫调节剂,主要用于自身免疫性疾病、病毒性疾病和肿瘤的治疗,现被认为是一种很强的抗肝纤维化因子,具有比 IFN-α 更强的抗纤维作用。其抗纤维化的主要机制为抑制 HSC 的激活,抗病毒及抗感染作用,抑制胶原基因 mRNA 表达,主要是 Ⅰ、Ⅲ 型胶原 mRNA 的表达,刺激其他细胞因子如硫前列酮释放,是一个较有前途的抗肝纤维化药物。

7. 肝细胞再生治疗

(1) 促肝细胞生长素(hepatocyte growth promoting factors,PHGF)　　PHGF 一方面具有刺激肝细胞 DNA 合成,促进肝细胞再生,加速肝脏修复,保护肝细胞,增强 KC 的功能,提高清除内源性及外源性内毒素的效率,抑制血清中肿瘤坏死因子(tumor necrosis factor,TNF)的活性,稳定肝脏环境,防止肝细胞损伤乃至坏死的作用。另一方面,PHGF 能够明显地增强胶原酶的活性,而对成纤维细胞的增殖则无刺激活性,因而能够有效降解胶原纤维,具有防治肝纤维化的作用。然而,对 PHGF 的使用仍存在一定异议,包括该药在促使正常肝细胞生长的同时,是否同时促进肝癌细胞的生长,增加患肿瘤概率,又或是促使肝硬化进程加快,对此尚且存在一定争议。

(2) 端粒酶　　肝硬化患者肝细胞的端粒长度比正常肝细胞明显缩短。近来有研究发现剔除端粒酶基因的小鼠肝脏再生能力明显降低,且较易发生肝硬化。在四氯化碳肝硬化模型中,经尾静脉注射携带 mTR 基因的重组腺病毒,可恢复肝细胞端粒酶活性和端粒长度,促进肝细胞再生,抑制 TGF-β1 表达,显著减轻纤维化肝脏的损害程度,表明端粒酶基因治疗有望成为肝硬化或其他终末期肝衰竭患者的有效疗法。

8. 其他治疗

(1) 基因治疗　　基因治疗是通过应用基因工程技术将外源基因导入患者发生病变的细胞内,以纠正致病基因的缺陷而达到治病的目的。基因治疗是肝纤维化治疗趋势中发展前景较为可观的手段。理想的抗纤维化治疗不仅具有治疗肝脏的特异性,还应同时具备治疗目标的选择性。根据目前研究提示,肝纤维化本身并无基因异常,其主要是由于肝细胞中某些基因过度表达或者基因表达的不足,故治疗可对其进行基因修饰。HSC 的活化、炎症因子的释放、细胞外基质的沉积是肝纤维化治疗的主要障碍,因此,肝纤维化的基因治疗可通过对这些方面进行调控。其方法是用转移基因表达产物来取代致病基因功能异常,而原本的基因序列本身未发生改变。此外,还可运用反式调节机制及反义技术,以失活特定基因对肝纤维化中激活并过度表达的胶原基因的抑制,或封闭其表达来达到治疗作用。其关键技术点在于锁定要导入的"目的基因和靶细

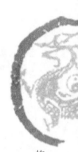

胞"。首先将目的基因转导至靶细胞内,通过高效载体(一种逆转录病毒)转导至肝脏的靶细胞。其中靶细胞早期可能是 HSC,晚期为成纤维细胞。被修饰的靶基因可能是胶原或者某些细胞因子,如 MMP 和其他组织抑制因子(如 TIMPS)等。

(2)靶向抗纤维化药物　　包括针对 TGFpI 及 TGF－β/Smad 通路的靶向治疗、CTGF 的靶向治疗、丝氨酸/苏氨酸激酶的靶向治疗等,主要针对促肝纤维化的细胞因子,阻断其转导通路等达到抗肝纤维化目的。近年将纳米载体与抗肝纤维化药物结合的技术已被应用于肝纤维化的治疗。

(3)干细胞移植　　当肝炎肝硬化失代偿期发生其他严重并发症时,目前有效的治疗方法只能是肝移植。而骨髓干细胞有巨大再生能力,可以分化为具有不同功能的特殊细胞表型。干细胞移植可能是有前景的治疗方法。

第三节　肝纤维化的心理治疗

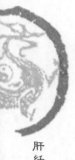

随着现代医学从单纯的生物医学模式向生物-心理-社会医学模式的转变,人们越来越重视心理社会因素在疾病发生、发展中的作用。慢性炎症肝病通常伴随着精神行为的改变,包括疲劳、心境障碍、认知功能障碍和睡眠障碍等,大大影响患者的生活质量,加重疾病的进程,肝纤维化亦是如此。

一、肝病伴发心理问题的概率

慢性肝病,尤其是存在肝纤维化时,因为对疾病的恐惧,很容易产生焦虑或抑郁症状,特别是个性敏感、多虑、脆弱的人。陈美花等对 120 例 CHB 患者焦虑情况调查显示 60.8%(73/120)的患者存在焦虑,其中轻度 36.7%(44/120),中度 22.5%(27/120),重度 1.7%(2/120)。张晓荣等研究证实 HBV 感染相关疾病患者同时存在不同程度的焦虑与抑郁症状,焦虑症状的精神性焦虑因子以慢性 HBV 携带者最高。CHB 或肝纤维化伴有焦虑或抑郁时,不仅给患者生活质量带来严重影响,而且影响患者的免疫功能,加重病情或加快病程的进展。

二、肝病伴有心理问题时出现的常见症状

主要表现为忧虑病情,悲观厌世、恐惧害怕,自己觉得患了肝纤维化就是肝硬化,将会发生腹水、少尿、大出血死亡,认为是一个不治之症,这些严重的心理反应,对肝纤维化的预后将会带来不利的影响。祖国医学认为七情是精神致病的主要因素,持续过强

的心理反应会引起患者的免疫功能紊乱,体内抗体和免疫球蛋白下降,主要有以下表现。

1. 焦虑

焦虑症是以焦虑为主要特征的神经症,是以广泛和持续性焦虑或反复发作的惊恐不安为主要特征的情绪障碍,肝纤维化患者常表现为对自己病情过度和持久的不安、担心。一定时间和程度的焦虑有助于调动机体生理和心理防御机制,主动配合治疗和遵守医院规定。重度或长期的焦虑可造成患者意志行为障碍,妨碍治疗效果和身体康复。

2. 恐惧

肝纤维化患者害怕疾病久治不愈,病情向肝硬化、癌变、死亡方向发展,经常处于恐惧不安的状态。严重者失眠、不安、不思饮食,甚至拒绝治疗。

3. 抑郁

表现为情绪低落,心情悲观,郁郁寡欢,兴趣减退或消失,常自责、自罪,严重时沮丧、绝望,甚至自杀。抑郁是肝病的重要合并症之一,相当数量的肝病患者患病后出现抑郁相关症状,而抑郁症状又会对肝病病程和治疗产生严重影响,导致肝病抑郁的恶性循环。

4. 躯体化症状

躯体疾病伴发或共病焦虑、抑郁与躯体化较为常见。焦虑、抑郁与躯体化症状易与某些躯体疾病本身症状混淆,应注意鉴别。

焦虑、抑郁、躯体化症状患者除情感、认知症状外,多伴有全身症状或多个系统自主神经功能失调症状。尤其失眠,疼痛,乏力,全身不适,异常感觉及心血管、消化、呼吸、泌尿生殖系统失调症状,自主神经功能失调症状是常见躯体症状和主要就诊原因,情感症状往往被躯体症状掩盖,难以引起重视。如就诊神经科患者常主诉头痛,头晕,睡眠障碍,疲倦,无力,感觉异常,震颤等;就诊心血管科患者常表现为心慌,胸闷,胸痛,血压升高,心律失常或急性发作性心悸,胸闷,呼吸困难,大汗,强烈的恐惧感、濒死感等,常被误诊为冠心病急性发作;就诊消化科患者常表现为上腹疼痛,饱胀,恶心,反酸,消化不良,腹泻等。患者大多关注其躯体症状所致的痛苦及其不良后果,一般并不主动诉及情绪体验。慢性肝纤维化、慢性疼痛、有心理问题的患者非常容易出现此类症状。

三、肝纤维化产生心理问题的原因

1. 个体因素

肝纤维化患者神精质倾向比较明显,伴发焦虑的患者平素性格较为敏感、多疑,对事物过度担心紧张,遇事烦躁易怒。

2. 外在因素

(1)疾病的压力　患者常因乏力、食欲缺乏、肝区疼痛不适等不同程度的临床症

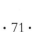

状困扰,部分还进展为肝硬化、肝癌、肝纤维化的非良性转归。同时患者害怕传染给家人,药物的副作用等也给他们的心理蒙上了阴影。

(2) 社会和经济的压力　肝纤维化病程长、治愈率低,且昂贵的医疗费用给患者的家庭带来了沉重的经济负担,使患者感觉自己成为家人的累赘。由"乙型肝炎歧视"引起的压力,以及找不到理想工作等使患者产生焦虑等复杂的心理状态。

(3) 药物干扰素治疗　干扰素治疗易出现抑郁症状。抑郁的发生与单胺氧化酶功能失常有关,肝病患者血小板的 5 - 羟色胺(5 - hydroxytryptamine,5 - HT)功能改变,浓度下降,易伴发抑郁。其他生化物质的干扰又增加了抑郁障碍的发生率,包括对下丘脑-垂体-肾上腺皮质轴的影响,致炎细胞因子激活,肽酶水平下降,细胞黏附分子水平增加,NO 水平增加等。

四、肝纤维化伴发心理问题的早期发现

1. 主诉繁多

患者反复向医护人员诉说躯体的诸多不适,症状多样化。其中最常见的主诉有肝区隐痛不适(其隐痛与疾病严重程度不相符),全身倦怠乏力,失眠,烦躁,心悸,多虑(主要担心病情的恶化及对服用抗病毒药物的顾虑)。

2. 多次反复提问

患者担心自己没有表达清楚自己的症状,医生不能理解其表达的内容或没有认真分析其病情。就诊时常常担心自己遗忘所要表达的不适症状,提前记录在纸条上。

3. 出现性格的改变

患者既往性格较开朗,发现疾病后变得多疑,易激惹,坐卧不宁,缺乏安全感,不合群,容易紧张(严重者出现坐立不安,紧张发抖,心悸)。

4. 十分关注药物说明书中所描述的不良反应

患者尤其对是否影响肝脏的条目特别敏感。

5. 根据心理测量量表进行评定

如汉密尔顿焦虑量表(Hamilton anxiety scale,HAMA)、焦虑自评量表(self-rating anxiety scale,SAS)、抑郁自评量表(self-rating depression scale,SDS)、症状自评量表(symptom checklist 90,SCL - 90)等。

五、不良的心理对肝纤维化的危害

1. 加重机体免疫功能的紊乱

目前研究显示在各类躯体疾病(包括肝癌、肿瘤、乳腺癌等)所致焦虑,以及广泛性焦虑患者中其 $CD4^+$、$CD4^+/CD8^+$ 比值明显降低,陈雨燕等还发现肺癌患者 $CD4^+/$

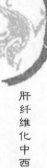

CD8$^+$与抑郁、焦虑分数之间存在着负相关性。这说明焦虑可能导致 T 淋巴细胞亚群的变化,影响人体的免疫功能,并且焦虑与免疫之间可能还存在一定的相关性。在我们目前的临床研究中也发现肝纤维化伴有焦虑患者体内的 CD4$^+$、CD4$^+$/CD8$^+$较不伴焦虑者明显下降。

2. 心理问题促进肝纤维化的发展,加大肝癌发生的比例

有学者研究认为,心理障碍者肝癌发生率显著高于心理健康者,提示心理健康状况在 CHB 的癌变过程中是一个不可忽视的因素。严重的精神创伤,过度的精神紧张,长期忧虑、失望、郁怒,或长期处于矛盾的心理状态,致使患者心理平衡失调,会使人体的中枢神经系统功能失调,削弱免疫功能,甚至抑制机体对癌细胞的免疫反应,从而增加肝癌的发生率。

3. 肝纤维化伴有焦虑

由于患者经常处于坐卧不安、紧张担心的状态中,且多伴有失眠、恐惧等,故明显降低其生活质量。

4. 伴有焦虑的 CHB 肝纤维化患者对抗病毒药物治疗依从性差

一类患者是由于担心药物副作用,或担心疾病有变化,或害怕终生服药而不愿意接受抗病毒药物治疗;另一类患者在服用抗病毒药物治疗后反而由于对药物的过度担心而加重焦虑,从而自行停药。

六、CHB 肝纤维化伴心理问题的治疗

1. 心理治疗(psychotherapy)

心理治疗是一组治疗方法的总称,在这种治疗中,由经过训练的专业人员根据自己的理论定向,与患者建立某种特殊职业关系,向患者灌输某种理论和生活态度,同时采用某些特殊心理学技术或程序,帮助患者解决某些心理障碍,达到消除和减轻症状;或防止症状进一步发展,调节紊乱的认知和行为模式,促进正性人格成长或发展。

肝炎患者的心理需求:安全和早日康复,被认识和受尊重,被接纳,提供信息,适当的活动和新鲜感。肝纤维化的临床心理治疗比较常用的有以下几种方法。

(1)心理评估(psychological assessment) 心理评估即考察心理过程和人格这些心理现象,可用一些方法来做客观的描述。心理评估包括观察、晤谈和心理测查等,其中每一种都可单独或综合作为描述心理现象的手段。在运用多种手段从各个方面所获得的信息来对某一心理现象做全面、系统和深入的客观描述时,便可称为心理评估。评估肝纤维患者的实际心理需求,掌握详细心理状态,可以更有针对性地给出心理治疗的方案。

(2)认知行为治疗(cognitive-behavior therapy, CBT) CBT 是一种心理治疗的取向,一种谈话治疗,用目标导向与系统化的程序,解决丧失功能的情绪、行为与认知问题。不同的治疗方式,如行为治疗、认知治疗,以及其他依照基本的行为和认知研究

组合而成的疗法,都可以称为CBT。

如对CHB患者进行基础知识教育,教授交流和解决问题的技巧、应对策略等方面的知识,强化处理应激的能力,减少所产生的焦虑抑郁情绪。采用劝解、启发、疏导等方式进行个别心理干预,以提供心理上的支持和同情。

(3)生物反馈疗法(biofeedback therapy)   CHB肝纤维化患者出现情绪反应是常见的,以焦虑、抑郁情绪为主。生物反馈是把生理和心理治疗融为一体,借助电子仪器将人体内部极其微弱的、通常不能觉察的生理活动及生物电活动的信息加以放大,转变为可知的波形和声音在仪器上显示出来,让患者能够借助于视觉、听觉等反馈信息了解自身变化,并根据变化逐渐学会有意识地调节自身的功能活动,通过生物反馈放松训练建立新的行为模式,达到身心放松,减轻焦虑、抑郁状态。

(4)音乐疗法   两千多年前,传统中医药的经典著作《黄帝内经》就详细地论述了五音(宫、商、角、徵、羽)与健康的关系,并提出了中华民族特有的音乐医学理论,认为五音与天、地、身、心等相联系,与健康状况密切相关。《类经图翼·律原》称音乐"可以通天地而合神明"。《理瀹骈文》云:"七情之病也,看花解闷,听曲消愁,有胜于服药者矣。"音乐以声波形式刺激大脑,对中枢神经系统中的大脑边缘系统和脑干网状结构能产生直接或间接影响,进而对人体内脏和躯体功能起主要调节作用。优美悦耳的音乐能提高大脑皮质的兴奋性,可以舒缓情绪,激发情感,有助于消除疾病造成的紧张、焦虑、抑郁、恐怖等不良心理状态,提高应激能力。

此外,还可以结合重复经颅磁刺激(repetitive transcranial magnetic stimulation, rTMS)、家庭治疗、放松疗法、冥想、锻炼等,重视对其不良个性心理情绪进行疏导和治疗,缓解患者的焦虑抑郁等负性情绪,提高患者的生活质量,有益于改善预后。

2. 中医中药治疗

中医学认为慢性肝病发病机制复杂多变,一般是由于正气虚衰,同时湿热蕴结,浊毒内侵肝脏日久,导致肝、脾、肾三脏受病,产生气滞、血瘀、水蓄等,属于本虚标实之证。而CHB肝纤维化中医证型分布与患者生存质量、心理障碍有一定的相关性。根据不同的心理症状和临床表现,主要的证型有气滞湿阻、肝胆湿热、肝郁脾虚、脾肾阳虚、肝肾阴虚等。

基于传统施治方略,依据辨证分型施用不同方剂,从实则泻之、虚则补之的原则出发,疏肝健脾,宁心安神,调节患者情志状态和脏腑功能,改善患者的慢性肝脏损伤状态。

3. 西医治疗

主要的西药有苯二氮䓬类药物(benzodiazepine, BZD)、选择性5-HT再摄取抑制剂(selective serotonin reuptake inhibitors, SSRIs)、5-HT和去甲肾上腺素再摄取抑制剂(serotonin and norepinephrine reuptake inhibitors, SNRIs)等。

结合临床实际情况,选择合适的抗焦虑、抗抑郁药物,如地西泮、艾司唑仑、阿普唑仑等。这类药物对精神易兴奋、睡眠障碍、紧张性头痛有效,对改善焦虑和易激惹等情绪症状也有效。还可选用不良反应少、安全性高的 SSRIs 或 SNRIs 药物,如帕罗西汀、盐酸舍曲林、盐酸文拉法辛等。须注意药物的肝脏损害副作用,在专业医生的指导下,选择小剂量、肝损害轻的药物使用,一般药物的副作用都是在可控制范围内。在有效地控制躯体疾病的同时,并积极地治疗抑郁焦虑等伴发的心理问题。

七、总结

肝病患者承载着疾病、歧视和经济三重压力,由于对疾病认知的缺乏,导致了一些患者极度乐观或极度悲观。肝病知识的普及需大力加强。无论是医生,还是患者,都要高度重视初始治疗策略的选择。在注重患者治疗疾病的同时,给予患者心理健康的全方位关怀。

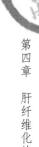

第四节 抗病毒和抗肝纤维化在乙型肝炎和丙型肝炎肝纤维化中的重要性

在我国,导致肝硬化最常见的原因是病毒性肝炎,尤其是乙型肝炎相关性肝硬化最为常见。过去,常常认为一旦肝脏出现了纤维化,就不可避免地会发展到肝硬化,而最终的结局就是死亡。

近几十年来,中西医结合治疗肝病的临床探索方兴未艾,治疗肝病的方法和技术有了长足的进步,如针对乙型肝炎或丙型肝炎的抗病毒疗法、β-阻滞剂预防出血、内镜治疗和肝移植技术等日新月异,但一些流行病学统计则显示这些医疗技术的进步虽能有效解决部分肝脏疾病,但却无法有效阻止肝纤维化的发生、发展,肝硬化的并发症和病死率仍居高不下。随着医学的进步,人们现在逐渐认识到肝纤维化并不是不可逆转的。积极正确的治疗,不但可以阻止肝纤维化发展到肝硬化,即使是肝硬化也有可能逆转。这种治疗包括抗病毒治疗及抗肝纤维化治疗。

一、抗病毒治疗的重要性与局限性

对于肝纤维化的治疗,病因治疗是最基本和最重要的治疗。对病毒所致的肝硬化进行抗病毒治疗是至关重要的。肝炎病毒是造成肝脏损伤进而发生肝纤维化,甚至肝硬化的最常见原因。因此,凡适合抗病毒治疗的病毒性肝炎患者,首先应进行抗病毒治疗。

中华医学会肝病学分会和中华医学会感染病学分会联合制订的 2015 更新版《慢性乙型肝炎防治指南》中指出 CHB 治疗的总体目标：最大限度地长期抑制 HBV 复制,减轻肝细胞炎性坏死及肝纤维化,延缓和减少肝功能衰竭、肝硬化失代偿、HCC 及其他并发症的发生,从而改善生活质量和延长生存时间。2015 年制订的《丙型肝炎防治指南》也指出 CHC 的治疗目标是清除 HCV,获得治愈,清除或减轻 HCV 相关肝损害,逆转肝纤维化,阻止进展为肝硬化、失代偿期肝硬化、肝衰竭或 HCC,提高患者的长期生存率与生活质量,预防 HCV 的传播。《慢性乙型肝炎防治指南》制订的总体目标是切合实际的、科学的,因为抗病毒治疗能够在一定程度上抑制病毒复制,促使肝病缓解。

但是目前的抗病毒药物,如干扰素和各种核苷(酸)类似物,并未能解决所有存在的问题。HBeAg,甚至 HBsAg 血清学转换不等同于治愈 CHB,即使在急性乙型肝炎恢复期的 HBsAg 转阴患者中,也仍有 50% 左右患者血清中存在 HBV - DNA;经抗病毒治疗的 HBsAg 阳性转为阴性的患者中,血清和肝内仍存在 HBV - DNA 的不在少数。从目前资料来看,HBsAg 阴转而 HBV - DNA 仍呈阳性的原因包括：① 病毒变异;② 检测技术问题;③ 病毒动力学的改变和免疫功能变化;④ 病毒整合在肝组织中;⑤ 外源因素,如合并其他肝炎病毒感染等。更有不少肝硬化患者经治后肝功能恢复正常,病毒学转阴,仍有并发门静脉高压等。研究发现在对照组与干扰素治疗组之间,肝硬化并发症的发生率差异无显著性意义。

对于 CHB 患者生化学正常、血清 HBV - DNA 转阴而肝纤维化持续进展的原因有以下几点共识。

1. 病毒因素

HBV - DNA 的复制过程,是在肝细胞内以共价闭环 DNA (covalently closed circular DNA, cccDNA) 作为复制的原始模板,由于其半衰期长,不易自然降解,故抗病毒药物对 cccDNA 无作用。HBV 除了存在于肝细胞,目前已证实还可以存在于胆管、胰腺、淋巴细胞,甚至脑组织等处并复制,而抗病毒药物却很难到达这些部位。不少患者往往有数十年慢性 HBV 感染史,此种感染使得肝脏慢性损害或病毒在肝组织内整合,导致肝硬化和肝癌。

2. 宿主因素

我国乙型肝炎病例多来自母婴垂直传播,婴幼儿机体免疫系统发育不健全,感染了 HBV 后,机体无法识别病毒,病毒逐渐和肝细胞发生整合,成为高免疫耐受状态的慢性病毒携带者。这一类转氨酶正常的 HBV 携带者在我国占感染人群 90% 以上。这些携带者并无抗病毒治疗的指征,亦无有效的抗病毒治疗方法(无论是 α 干扰素还是核苷类似物,都把转氨酶升高作为治疗的重要指征)。然而事实上,转氨酶正常不一定代表肝脏组织结构正常,很多研究发现转氨酶正常的 CHB 患者肝组织学检查有轻度炎症改变,其后发生肝硬化和肝癌者并不少见,而临床上肝硬化和肝细胞癌患者在病史中也不一定有转氨酶升高。

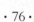

3. 其他因素

即使是接受抗病毒治疗中的患者,也存在不少未知因素,个体对药物的敏感程度,对治疗医嘱的理解或依从性,一些并发疾病对治疗的干扰或影响等,都是值得关注并引起高度重视的。药物治疗过程中出现副反应而迫不得已中断治疗的病例也多有报道,其中以干扰素治疗的 CHB、CHC 多见。

二、抗纤维化治疗的重要性

正因为抗病毒有其局限性,在无法完全清除病毒的情况下,持续的肝脏炎症,必然会引起肝脏的纤维化,而肝纤维化若不予治疗,肝硬化是必然的结局。因此,抗纤维化治疗就显得至关重要。

肝纤维化是各种慢性肝病发展的共同途径,也是肝硬化发展的必经之路。慢性肝炎的发展与纤维结缔组织的增生有密切关系,肝内 ECM 进行性增加,胶原组织大量形成,形成纤维间隔,肝血循环障碍,肝细胞变性坏死,再生肝结节形成,形成不可逆转的肝硬化。阻断肝纤维化的形成和发展,就是防止疾病向肝硬化发展的必然环节。HSC 活化是肝纤维化的核心机制,HSC 活化存在两条途径:一是由病因刺激损伤的肝细胞、KC 和内皮细胞等合成分泌一系列细胞因子,激活 HSC 合成 ECM 成分的"旁分泌途径";二是 HSC 活化后合成各种细胞因子,自我进一步激活的"自分泌途径",而自分泌途径一旦开放,即使没有病因的进一步刺激,肝纤维化仍然能够主动发展。因此,原发病经治疗后去除病因并不能够替代抗肝纤维化治疗。

其他肝病也同样面临着去除病因的严峻问题,许多肝病在病因得到解决后仍有炎症和纤维化继续发展,这就需要考虑进一步的抗肝纤维化治疗。一般所说的抗纤维化治疗,是指使用一些直接作用于纤维组织形成过程的药物来阻止纤维化发展,而不是通过抑制病毒来间接起作用。

根据 HSC 活化的机制,抗肝纤维化治疗应该包括:治疗原发病防止肝脏受到进一步损伤;通过减轻肝细胞炎症,避免刺激 HSC 活化;下调 HSC 的活化功能;刺激 HSC 的凋亡;增加 ECM 的降解。王宝恩教授曾提到:许多人把注意力集中到抗病毒治疗上,他们的理解与认识是对 CHB 患者来说的,抗病毒是基础、主要的,或者说是唯一的治疗,而包括抗纤维化的其他综合治疗可有可无。在这种情况下抗肝纤维化治疗很有必要。2008 年的一项研究对 298 例 HBsAg 已被清除的患者进行中位随访时间 8 年的追踪观察,在第 5 年分析 154 例 Fibroscan 检查的结果,发现其中呈明显肝纤维化的发生率 50 岁以上为 29.5%;50 岁以下为 7.9%。29 例肝活检的结果显示,44% 表面抗体(+)、100% HBV - DNA(+)、79% cccDNA(+)、34.6% 肝纤维化、9 例发展至失代偿期、7 例发展至肝细胞癌。因此,抗肝纤维化在慢性肝炎的治疗中有着非常重要的地位。

逆转肝纤维化成功的标志是有效控制炎症反应,抑制介质对 HSC 的活化;调控

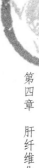

HSC,减少 ECM 的基因转录;提高肝组织胶原酶活性及水平,促进胶原组织的溶解和吸收。

有关 CHB 抗病毒治疗的研究发现,肝纤维化存在时干扰素的药效发挥往往受限;而肝纤维化发展速度较快的患者用拉米夫定治疗后,乙型肝炎病毒基因 *YMDD* 的变异较快出现,这种现象与肝窦毛细血管化有关。只有通过抗肝纤维化改善肝脏内的微循环,使血液中的抗病毒药物成分更多、更好地与肝细胞接触,才能充分发挥药效。

治疗是一个相当漫长的过程,抗肝纤维化治疗不可能一蹴而就。抗病毒治疗与抗肝纤维化治疗两者之间不能够互相替代,而是相辅相成、互相促进。抗肝纤维化治疗能够和抗病毒治疗起协同作用,两者相得益彰,既有利于病毒的抑制与清除,也有利于肝组织病理损伤的改善与修复,延缓或阻止肝硬化的形成。应该说病因治疗是抗肝纤维化的基础,抗肝纤维化治疗针对肝纤维化形成的病理过程。治疗时根据患者的具体情况,如病毒复制情况、肝脏疾病的分期及肝纤维化的程度制定个体化的治疗方案。既要强调病因治疗(抗病毒治疗)的重要地位,也要认识到抗肝纤维化治疗的有益作用。在具体的治疗过程中,争取将两者很好地结合,以求起到事半功倍的效果。美国肝病研究学会创始人 Hans Popper 指出:"谁能阻止或延缓肝纤维化的发生,谁将能治疗大多数慢性肝病。"这是对肝病界从事抗肝纤维化医务工作者的鼓励和鞭策。

中医药在治疗肝纤维化、肝硬化方面有着得天独厚的优势和特色,须把握好辨证论治。现代医学运用抗病毒、保肝、抗炎症反应、免疫调节、促进肝组织再生等多环节进行干预,以及中医清热利湿、清热解毒、清热凉血、活血祛瘀和扶正化瘀等治疗方法,在防止慢性肝炎向肝纤维化、肝硬化,甚至肝癌发展方面将大有可为。

第五节　中医药治疗肝纤维化的
临床经验、特色及用药

一、临床经验及特色

肝纤维化是现代医学名词,但在浩瀚的中医典籍中可见类似的病证,如"胁痛""黄疸""臌胀""痞证"和"积聚"等。对本病治疗的论述从古至今,洋洋洒洒,蔚为大观。现筛选不同时期部分文献或医家的治疗方法和经验,以窥一斑。

1. 中医经典著作中对本病的认识和治疗

《黄帝内经》虽较少提及本病的具体治疗,但提供了病机特点,为治疗提供了原则与方向。《素问·四时刺逆从论》第六十四云:"少阳有余,病筋痹胁满;不足病肝痹;滑则病肝风疝;涩则积时筋急目痛。"《灵枢·五邪》第二十:"邪在肝,则两胁中痛,寒中,恶血

肝纤维化中西医结合诊疗的临床实践

在内,行善掣,节时脚肿。"《灵枢·邪气脏腑病形》曰:"若有所大怒,气上而不下,积于胁下,则伤肝。"由此可见,《黄帝内经》揭示了胁痛或肝脏疾病发生与虚实、寒热、瘀血和情志等因素有关,并指出胁痛病变脏腑责之于肝胆。

《难经》中有类似本病的"肝积""肥气"和"积聚"的描述。《难经》第五十六难:"肝之积,名曰肥气,在左胁下,如覆杯,有头足,久不愈,令人发咳逆、痎疟,连岁不已,以季夏戊己日得之。何以言之?肺病传于肝,肝当传脾,脾季夏适王,王者不受邪,肝复欲还肺,肺不肯受,故留结为积,故知肥气以季夏戊己日得之。"并通过"积"与"聚"的对比,揭示了"肝积"的脏腑归属及与其他脏器的相关性。

汉代张仲景所著的《伤寒论》和《金匮要略》中提出了类似肝病、肝纤维化和肝硬化的治法,目前仍广泛应用于临床。《伤寒论》中:"伤寒五六日中风,往来寒热,胸胁苦满,默默不欲饮食,心烦喜呕,或胸中烦而不呕,或渴,或腹中痛,或胁下痞硬,或心下悸、小便不利,或不渴、身有微热,或咳者,小柴胡汤主之。"在《金匮要略·五脏风寒积聚病脉证并治》中,明确指出了"肝中风""肝中寒"和"积聚"的特点,如"肝中风者,头目瞤,两胁痛,行常伛,令人嗜甘""肝中寒者,两臂不举,舌本燥,喜太息,胸中痛,不得转侧,食则吐而汗出""积者,脏病也,终不移;聚者,腑病也,发作有时,辗转痛移,为可治",并指出了主要从瘀血论治及缓中补虚的治疗方法"肝着,其人常欲蹈其胸上,先未苦时,但欲饮热,旋覆花汤主之""病疟,以月一日发,当以十五日愈,设不差,当月尽解。如其不差,当云何?师曰:此结为癥瘕,名曰疟母,急治之,宜鳖甲煎丸",以及"羸瘦,腹满,不能饮食,食伤、忧伤、饮伤、房事伤、饥伤、劳伤、经络营卫气伤,内有干血,肌肤甲错,两目暗黑。缓中补虚,大黄䗪虫丸主之",对后世采用活血化瘀法及养血涵肝法等治疗本病有重要指导作用。

2. 唐代孙思邈与肝脏坚癥积聚方

唐代孙思邈的《备急千金要方》中治疗肝脏坚癥积聚的方有三台丸(大黄、前胡各二两;硝石、葶苈子、杏仁各一升;厚朴、附子、细辛、半夏各一两;茯苓半两),主要治疗五脏寒热积聚,胪胀肠鸣而噫,食不生肌肤,甚者呕逆,若伤寒寒疟已愈,令不复发,食后服五丸,饮多者吞十丸,常服令人大小便调和,长肌肉方;乌头丸方(大黄、茯苓各一两半;吴茱萸、肉桂心、黄芩、细辛、人参、蜀椒、干姜各一两六铢;牡丹、甘草、川芎、苁蓉、虻各十八铢;芍药、防葵、虻虫、浓朴、半夏各一两;男发灰半两),治心腹疝瘕,胁下及小腹满,坚痛有积,寒气入腹,使人腹中冷,发甚则上抢心气满,食饮喜呕方。大五明野狼毒丸(野狼毒、干地黄各四两;附子、大黄、苁蓉、人参、当归各一两;半夏二两;干姜、朴防己、旋覆花各半两;巴豆二十四枚;杏仁三十枚),治坚癖痞在人胸胁,或在心腹方。小野狼毒丸(野狼毒三两;旋覆花二两;附子、半夏、白附子、茹各二两)和野狼毒丸(野狼毒五两;半夏、杏仁各三两;肉桂心四两;附子、蜀椒、细辛各二两)。从上方中可以看出,肝纤维化或肝硬化等治疗可能需要综合寒热攻补于一炉的方法。

3. 宋代陈无择《三因极一病证方论》对肝积的证治

陈无择对"肝积"的病因做了形象地描述："五积者,五脏之所积,皆脏气不平,遇时相逆而成。其病如忧伤肺,肺以所胜传肝,遇长夏脾王,传克不行,故成肝积,名曰肥气;肥气者,以其积气藏于肝木之下,犹肥遁于山林也。"并列出了"肥气丸"治肝之积,在左胁下,如覆杯,有头足如龟鳖状,久久不愈,发咳逆呕,疟连岁月不已,其脉弦而细。方用青皮二两,当归须、苍术各一两半,蛇含石三分,莪术、三棱、铁孕粉各三两,与三棱、莪术同入醋煮。为末,醋煮米糊丸,绿豆大。每服四十丸,当归浸酒下。

陈无择在"肝胆经虚实寒热证治"章中分列了补肝汤和泻肝汤。"补肝汤"治肝虚寒,两胁满,筋急,不得太息,寒热腹满,不欲饮食,悒悒不乐,四肢冷,发抢,心腹痛,目视䀮䀮;或左胁偏痛,筋痿脚弱。及治妇人心痛乳痈,膝热消渴,爪甲枯,口面青。方如山茱萸、甘草(炙)、肉桂心各一两,细辛、茯苓、桃仁、柏子仁、防风各二两,川乌头半两,姜五片,枣三枚,煎至七分,去滓,空心服。"泻肝汤"治肝实热,阳气伏邪,胁痛,忿忿悲怒,发热喘逆满闷,目痛视物不明,狂悸非意而言,乍宽乍急,所作反常。方如前胡、柴胡、秦皮、细辛、栀子仁、黄芩、升麻、葳蕤仁、决明子各等分。上锉散,每服四钱,水两盏,苦竹叶、车前叶各五片,煎至盏半,纳药再煎至八分,去滓,入芒硝一钱匕,煎熔,不以时服。

4. 金元时期肝纤维化的证治

李东垣在《东垣试效方·五积门》中列出了肝积的治法:"肝之积肥气丸"。治积在左胁下,如覆杯,有头足,久不愈,令人发咳逆疟,连岁不已。其方药:厚朴半两、黄连七钱、柴胡二两、椒四钱、巴豆霜五分、川乌头一钱二分、干姜半钱、皂角一钱半、白茯苓一钱半、广术二钱半、人参二钱半、甘草三钱、昆布二钱半。并指出治积要法当察其所痛,以知其应,有余不足,可补则补,可泻则泻,无逆天时,详脏腑之高下,如寒者热之,结者散之,客者除之,留者行之,坚者削之,消之,按之,摩之,咸以软之,苦以泻之,全其气药补之,随其所利而行之,节饮食,慎起居,和其中外,可使毕已。不然遽以大毒之剂攻之,积不能除,反伤正气,终难治也。

张子和《儒门事亲·内积形·肥气积》描述:"阳夏张主簿之妻,病肥气,初如酒杯,大发寒热,十五余年后,因性急悲感,病益甚。惟心下三指许无病,满腹如石片,不能坐卧。针灸匝矣,徒劳力耳,乃敬邀戴人而问之。既至,断之曰:此肥气也,得之季夏戊己日,在左胁下,如覆杯。久不愈,令人发瘤疟。瘤疟者,寒热也。以瓜蒂散吐之鱼腥黄涎约一二缸。至夜,继用舟车丸、通经散投之。五更,黄涎脓水相半五六行,凡有积处皆觉痛。后用白术散、当归散和血流经之药。如斯涌泄,凡三四次而方愈。"这指出肥气与气血有关,可以先攻后补法治疗。

刘河间在《黄帝素问宣明论方·卷七·积聚门》中指出:"五脏六腑,四季皆有积聚……肝之积,名曰贲气,在左胁下,覆如杯,有头足。久不愈,令人疟。"并列出治疗胁痛积聚痃癖之方。木香三棱丸:青木香、补骨脂、茴香、黑牵牛子、甘遂、芫花、大戟、荆三棱、蓬莪术、川楝子、胡芦巴、巴戟天各一两,巴豆二分,陈米三合。治一切气闷,胸膈

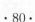

痞满，营卫不和，口吐酸水，呕逆恶心，饮食不化，肋胁疼痛，无问久新。玄胡丸：延胡索、青皮、陈皮、当归、木香、雄黄、荆三棱、生姜各一两为末，酒面糊为丸，如小豆大，每服五七丸，生姜汤下。治积聚瘕癖，解中外诸邪所伤。三棱汤：荆三棱二两、白术一两、蓬莪术半两、当归半两、木香三钱。为末，每服三钱，沸汤点服。主治瘕癖，积聚不散，坚满痞膈，食不下，腹胀。

5. 明清医家对肝纤维化的认识趋于完善

明代王肯堂用大七气汤兼服肥气丸治疗肝积，《证治准绳·诸气门·积聚》有曰："肝之积，名曰肥气……宜大七气汤煎熟待冷，却以铁器烧通红，以药淋之，乘热服，兼吞肥气丸。"但未列出大七气汤方药。在明代张四维《医门秘旨·卷之七·积块》中描述："大七气汤，治积聚伏于癥瘕，随气上下，发作有时，心腹疼痛，上气窒塞，小腹胀满。益智、陈皮去白、三棱醋拌炒、莪术各酒洗、香附各钱半；桔梗去芦、肉桂、甘草、青皮去穰、藿香叶各三分。"王肯堂提出了治积当攻补兼施和治积先治气的治则，并反对丹溪以消痰破血为主的治法，在《医辨·卷之上·积聚》中指出："磨积之药，必用补气血药相兼服之，积消及半即止。若纯用之致死，乃医杀之也""治积之法，理气为先。气既升降，津液流畅，积聚何由而生？丹溪乃谓：气无形而不能作块成聚，只一消痰破血为主，误矣。夫天地间有形之物每自无中生，何止积聚也。"

许多医家提出本病治疗方法应该注意扶正，反对一味峻剂攻伐。李中梓在《医宗必读·卷之七·积聚》中提出："盖积之为义，日积月累，匪伊朝夕，所以去之亦当有渐，太亟则伤正气，正气伤则不能运化，而邪反固矣。"明代吴昆在《医方考·第四卷·积聚癥瘕门第四十四》中所言："东垣，百世之师也。其制肥气丸以治肝积……率以攻下温热之品类聚为丸。夫五脏积气，辟在肠胃之外，而用巴霜、厚朴辈峻剂以攻肠胃之内，非其治也。人皆曰东垣方，余直以为非东垣之剂也。"这些均认为治疗肝积首先要顾护脾胃，反对使用峻剂攻伐肠胃。明代陈谏在《莨斋医要·卷之十二·积聚门·积聚论》指出："大抵治积，或以所恶者攻之，或以所喜者诱之，则易愈。须是认得是何积聚，而用药宜各从其类。然亦要看元气虚实，或攻取峻削，或养正而令其真气实、胃气强，使积自消可也。"

至清代，肝病治疗的理论和实践渐趋于完善，并提出了许多有创见的理论。清代王旭高在《西溪书屋夜话录》中列出了治肝三十法，详细总结了肝气、肝风、肝火和肝寒肝虚等证治法，并在《王旭高临证医案·卷之三·积聚门》中提出："积聚之证，大抵寒多热少，虚多实少，桂枝、肉桂、吴茱萸为积聚之要药，能温脾疏肝，使气机通畅故也。盖气温则行，血寒则凝，营运其气，流通其血，为治积第一法。有热则佐连、柏之类，参以活变。"在总结前人治积经验的基础上，提出行气活血为治积的第一大法。如在其中有医案"丁肝之积，在左胁下，名曰肥气，日久撑痛。川楝子、延胡索、川黄连、青皮、五灵脂、山楂炭、当归须、蓬莪术、荆三棱、茯苓、木香、砂仁"，采用大量行气活血之药治疗肝积。

叶天士的通络法对肝纤维化治疗有重要指导作用。叶天士受《黄帝内经》和《金匮要略》等论述的启发，提出了"久病入络""久痛入络""医不知络脉治法，所谓愈究愈穷矣"。其通络法用药多以辛味为主,提出"络以辛为泄"的原则,指出"攻坚垒,佐以辛香,是络病大旨""用苦辛和芳香,以通络脉""瘕聚每因络脉不通,治宜辛香通络宣畅气血""辛甘温补,佐以流行脉络""大凡络虚,通补最宜"等治疗法则,尤其重视虫类药的应用:"飞者升,走者降,灵动迅速,功专追拔沉混气血之邪,搜剔络中混出之邪血无凝着,气可宣通,与攻积除坚,徒入脏腑者有间。"在辛温通络的基础上,也强调辛润通络、辛甘通补和滋润通补等法则。如其医案:"惊惶愤怒,都主肝阳上冒。血沸气滞,瘀浊宜宣通就下。因误投止塞,旧瘀不清,新血又瘀络中,匝月屡屡反复,究竟肝胆气血皆郁,宜条达宣扬。"药用旋覆花、新绛、青葱管、炒桃仁、柏子仁;又如"骑射驰骤,寒暑劳形,皆令阳气受伤,三年来,右胸胁形高微突,初病胀痛无形,久则形坚似梗,是初为气结在经,久则血伤入络。"其方药为蜣螂虫、䗪虫、当归须、桃仁、郁金、川芎、生香附、煨木香、生牡蛎、夏枯草等。这提示慢性肝病肝纤维化,须重视血络瘀阻之病机特点,合理运用通络法。

6. 近现代中医治疗经验

近现代学者提出了肝纤维化概念,并对其发生机制、调节因素、临床用药和调养预后等方面进行了大量的研究,并广泛开展了中医药抗肝纤维化的实验和临床研究。虽然治疗侧重点有所不同,但不外从痰湿、热毒、气滞血瘀及脏腑虚损等侧重点不同进行调治。同时,肝纤维化的病理过程是一个动态连续的变化过程,故选方用药多有兼杂。

(1)清热利湿解毒 湿热疫毒蕴结是肝纤维化形成的始动因素,并同时作为病理产物,贯穿于疾病始终,形成肝纤维化不断发展的重要因素。

著名经方大家刘渡舟教授认为肝病多由于湿热毒邪滞阻,使肝失疏泄,气机升降失常,进而导致气血阴阳失调。他对肝病的不同阶段,采用不同的治疗方法,在本病的早中期,尤其推崇清热利湿解毒法。早期湿热伤肝证表现为口苦,心烦,胸胁满闷,食欲不振,神疲乏力,小便黄赤而短,脉象弦细或濡数,舌苔白腻,或者微黄,刘渡舟教授常用柴胡解毒汤(柴胡、黄芩、茵陈、土茯苓、凤尾草、蚤休、甘草等)。湿毒结滞证表现为脸色黧黑,或者兼见油垢之色,肩背酸胀,舌苔白腻而厚,或苔如积粉,脉弦缓,刘渡舟教授采用柴胡三石解毒汤,即在柴胡解毒汤基础上增加了滑石、寒水石、生石膏;如果热重于湿,则可选用柴胡三草解毒汤,即加用白花蛇舌草、金钱草、垂盆草;随着肝纤维化的进展,刘渡舟教授也在理气活血养阴等基础上加用清热利湿解毒之品,如柴胡活络汤(柴胡、黄芩、茵陈、土茯苓、重楼、茜草、红花、甘草、当归、白芍等)用于肝血瘀阻,络脉不通,湿热毒邪进入血分之证。可见刘渡舟教授在治疗肝病过程中对清热利湿解毒的重视及灵活加减变化。

(2)疏肝健脾 肝病发病过程中肝郁和脾虚始终存在,并与肝纤维化的发展互为联系,互为因果,因此,许多医家注重调理肝脾来治疗肝纤维化,缓解疾病进展。疏肝健脾法有助于痰湿的运化和气血的通达,同时需要指出的是本法也经常配伍清热化痰消瘀等治法。

肝纤维化中西医结合诊疗的临床实践

关幼波老先生认为慢性肝病尤其是乙型肝炎,病机复杂,难于根除,其根本原因在于正虚和邪实互为变化,贯彻整个病程。祛邪解毒、疏肝活血易伤正气,扶正又易恋邪,故应该祛邪和扶正并用。祛邪以疏肝为主,扶正以健脾为中心,提出荣肝汤治疗慢性肝炎,证属肝郁脾虚,兼有气滞血瘀湿热者。方药组成:党参12 g,炒白术10 g,炒苍术10 g,木香10 g,茵陈15 g,当归12 g,白芍12 g,香附10 g,佛手10 g,山楂15 g,泽兰15 g,生牡蛎15 g,王不留行12 g。

另外,关幼波老先生的温肝汤,也是从健脾疏肝入手,兼以温肾养血,治疗慢性肝炎、早期肝硬化,证见脾肾阳虚者。方药组成:黄芪30 g,附片、白术、香附、杏仁、橘红各10 g,党参、紫河车各12 g,白芍、当归、茵陈各15 g。可见关幼波老先生着重从疏肝健脾入手来调治肝纤维化。

(3)祛痰通瘀软坚　　痰瘀蕴结是形成肝纤维化重要的病理过程。外邪入侵,经久不愈,经脉壅滞,最终导致痰湿、瘀血不化而成坚结。祛痰通瘀软坚是消除纤维化的重要治疗方法,并为诸多研究所证实。

焦树德老先生对慢性肝病提倡用蠖枢汤治疗,方由柴胡9～15 g,炒黄芩9～12 g,炒川楝子9～12 g,制半夏10～12 g,草红花9～10 g,刺蒺藜9～12 g,皂角刺3～6 g,片姜黄9 g,刘寄奴9～10 g(或茜草15～25 g),焦四仙(炒麦芽、炒山楂、炒神曲、炒槟榔)各10 g,炒莱菔子10 g,泽泻9～15 g组成。全方在疏肝健脾的基础上,着重加强祛痰通瘀软坚之品,通过蠖理枢机以调肝和中,祛痰通瘀散结。主治胁痛反复,倦怠乏力,脘闷腹胀,胁下痞块或肝脾肿大,舌质红或有瘀斑,舌苔白或黄,脉弦或弦滑或兼数等。

(4)滋阴养血通络　　肝病日久,缠绵不愈,邪毒久伏,阻滞肝络,内耗阴血,而至疾病进展。阴虚、络阻、邪恋是肝纤维化进程中的重要病理状态。肝藏血,体阴而用阳,肾藏精,肝血有赖于肾精滋养,肝的功能才能正常。同时只有肝血充盛,血化为精,肾精才能充盛,肝肾相互滋养,维持平衡。肝病日久,肝血渐耗,肾阴亦为之不足,而致肝肾阴虚,并导致络脉失养而不通。故肝纤维化的发展过程是阴血渐损而脉络不通的过程。

国医大师朱良春老先生对慢性肝病提倡化瘀通络、益气滋阴消癥为法。自拟复肝丸广泛用于治疗慢性肝炎和肝硬化,其药物组成有红参须、紫河车、土鳖虫、炮穿山甲片、郁金、三七、鸡内金、姜黄等。其中紫河车大补精血;红参须大补元气;三七活血止血、散瘀定痛;土鳖虫活血消癥,和营通络;郁金、姜黄疏利肝胆,理气活血;生鸡内金、炮穿山甲片磨积消滞,软坚散结。本方消补兼施、养正消积,促进肝纤维化改善。

朱良春老先生重视通络法在肝纤维化,尤其是肝硬化阶段的应用,善用虫类药物,如土鳖虫、全蝎、蜈蚣、地龙、蝉蜕、乌梢蛇、穿山甲、鳖甲、僵蚕、虻虫、水蛭等。对于络虚不荣,则可加用辛甘滋润通补,如鹿茸、鹿角胶、紫河车、巴戟天、肉苁蓉等。对于中医药抗肝纤维化有着独到的见解和临床经验。

二、常用单药、对药及方剂

现代医学对肝纤维化的单味中药、中药成分、组方等进行了大量的研究。目前证实有效的中药包括柴胡、姜黄、桃仁、三棱、莪术、当归、三七、鳖甲、牡蛎、冬虫夏草、黄芪等具有不同程度和不同途径的抗肝纤维化作用,尤其需要指出的是中医药治疗应在整体观念和辨证论治的基础上进行合理组方,可以参考现代研究方法和成果进行适当选择应用。

1. 常用单药

(1)柴胡　　柴胡具有和解表里,疏肝解郁,升阳举陷,退热截疟作用。用于治疗寒热往来,胸胁胀痛等。《医学启源》曰:"柴胡,少阳、厥阴引经药也。妇人产前产后必用之药也。善除本经头痛,非此药不能止。治心下痞、胸膈中痛……引胃气上升,以发散表热。"《本草经疏》曰:"柴胡,为少阳经表药。主心腹肠胃中结气,饮食积聚,寒热邪气,推陈致新,除伤寒心下烦热者,足少阳胆也。胆为清净之府,无出无入,不可汗,不可吐,不可下,其经在半表半里,故法从和解,小柴胡汤之属是也。"

主要组方包括《伤寒论》小柴胡汤、大柴胡汤和《太平惠民和剂局方》逍遥散等。

(2)桃仁　　桃仁具有活血祛瘀,润肠通便等作用。用于治疗癥瘕痞块,跌扑损伤,经闭痛经,肠燥便秘等。《用药心法》曰:"桃仁,苦以泄滞血,甘以生新血,故凝血须用。又去血中之热。"《本草经疏》曰:"夫血者阴也,有形者也,周流夫一身者也,一有凝滞则为癥瘕,瘀血血闭,或妇人月水不通,或击扑损伤积血,及心下宿血坚痛,皆从足厥阴受病,以其为藏血之脏也。桃核仁苦能泄滞,辛能散结,甘温通行而缓肝,故主如上等证也。心下宿血去则气自下,咳逆自止。味苦而辛,故又能杀小虫。桃仁性善破血,散而不收,泻而无补,过用之,及用之不得其当,能使血下不止,损伤真阴。"《本草思辨录》曰:"桃仁,主攻瘀血而为肝药,兼疏肤腠之瘀。惟其为肝药,故桃核承气汤、抵当汤、抵当丸治在少腹,鳖甲煎丸治在胁下,大黄牡丹汤治在大肠,桂枝茯苓丸治在癥瘕,下瘀血汤治在脐下。惟其兼疏肤腠之瘀,故大黄䗪虫丸治肌肤甲错,《千金》苇茎汤治胸中甲错,王海藏以桂枝红花汤加海蛤、桃仁治妇人血结胸,桃仁之用尽于是矣。"成无己认为:"肝者血之源,血聚则肝气燥,肝苦急,急食甘以缓之。桃仁之甘以缓肝散血,故张仲景抵当汤用之,以治伤寒八九日,内有蓄血,发热如狂,小腹满痛,小便自利者。又有当汗失汗,热毒深入,吐血及血结胸,烦躁谵语者,亦以此汤主之。与虻虫、水蛭、大黄同用。"

其主要组方有《金匮要略》抵当汤、桂枝茯苓丸和《备急千金要方》桃仁汤等。

(3)姜黄　　姜黄具有破血,行气,通经,止痛功效。用于治疗心腹痞满胀痛、癥瘕、血瘀经闭、产后瘀停腹痛、跌扑损伤等。《唐本草》曰:"主心腹结积,疰忤,下气,破血,除风热,消痈肿。功力烈于郁金。"《日华子本草》曰:"治癥瘕血块,痈肿,通月经,治跌扑瘀血,消肿毒;止暴风痛冷气,下食。"《本草正》曰:"除心腹气结气胀,冷气食积疼痛。"《本草求真》曰:"姜黄,功用颇类郁金、三棱、莪术、延胡索,但郁金入心,专泻心胞之

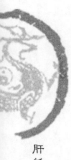

肝
纤
维
化
中
西
医
结
合
诊
疗
的
临
床
实
践

血;莪术入肝,治气中之血;三棱入肝,治血中之气;延胡索则于心肝血分行气,气分行血;此则入脾,既治气中之血,复兼血中之气耳。陈藏器曰:此药辛少苦多,性气过于郁金,破血立通,下气最速,凡一切结气积气,癥瘕瘀血,血闭痈疽,并皆有效,以其气血兼理耳。"

主要组方包括《伤寒温疫条辨》升降散、《太平惠民和剂局方》木香汤等。

（4）三棱　三棱具有破血行气,消积止痛的功效。用于治疗癥瘕痞块,胸痹心痛,食积胀痛瘀血经闭等。《本草纲目》曰:"通肝经积血,女人月水,产后恶血。"《日华子本草》曰:"治妇人血脉不调,心腹痛,落胎,消恶血,补劳,通月经,治气胀,消扑损瘀血,产后腹痛、血运并宿血不下。"《开宝本草》曰:"老癖癥瘕,积聚结块,产后恶血血结,通月水,堕胎,止痛利气。"王好古说:"通肝经积血。治疮肿坚硬。"

其主要组方有《千金翼方》三棱草煎、《太平圣惠方》三棱丸、《医学切问》三棱丸等。

（5）莪术　莪术具有行气止痛,消积散结,破血祛瘀作用。功效与三棱相似,但温通力较大,可治疗血滞腹痛、腹部包块、积聚、经闭等。《本草经疏》曰:"其主霍乱冷气吐酸水及饮食不消,皆行气之功也,故多用酒磨。又疗妇人血气结积,丈夫奔豚,入肝破血行气故也,多用醋磨。"《药品化义》曰:"莪术味辛性烈,专攻气中之血,主破积消坚,去积聚癖块,经闭血瘀,扑报疼痛。与三棱功用颇同,亦勿过服。"《医家心法》曰:"广茂即莪术,凡行气破血,消积散结皆用之。属足厥阴肝经气分药,大破气中之血,气血不足者服之,为祸不浅。"

其主要组方有《普济方》三棱莪术汤、《医学衷中参西录》理冲汤、《古今医鉴》顺气散瘀汤等。

（6）当归　当归具有补血活血,调经止痛,润肠通便之功效。用于治疗血虚萎黄,虚寒腹痛,风湿痹痛,跌扑损伤,经闭痛经,肠燥便秘等。《本草正》曰:"当归,其味甘而重,故专能补血,其气轻而辛,故又能行血,补中有动,行中有补,诚血中之气药,亦血中之圣药也。"《日华子本草》曰:"破恶血,养新血,及主癥癖。"

其主要组方包括《金匮要略》当归生姜羊肉汤、《太平惠民合剂局方》四物汤、《丹溪心法》当归龙荟丸等。

（7）鳖甲　鳖甲具有滋阴潜阳,退热除蒸,软坚散结之功效。用于治疗癥瘕、疟母、骨蒸劳热、经闭等。《名医别录》:"疗温疟,血瘕,腰痛,小儿胁下坚。"《药性论》:"主宿食、癥块、痃癖气、冷瘕、劳瘦,下气,除骨热,骨节间劳热,结实壅塞。治妇人漏下五色羸瘦者。"《日华子本草》:"去血气,破感结、恶血,堕胎,消疮肿并扑损疚血,疟疾,肠痈。"

主要组方包括《金匮要略》鳖甲煎丸、《太平圣惠方》鳖甲丸等。

（8）牡蛎　牡蛎具有平肝潜阳,重镇安神,软坚散结,收敛固涩之功效。用于治疗癥瘕痞块、瘰疬瘿瘤,眩晕耳鸣,惊悸失眠,自汗盗汗,遗精带下等。《别录》曰:"除留热在关节荣卫,虚热去来不定,烦满;止汗,心痛气结,止渴,除老血。涩大小肠,止大小便,疗泄精,喉痹,咳嗽,心胁下痞热。"《本草纲目》曰:"化痰软坚,清热除湿,止心脾气

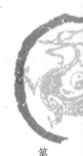

痛,痢下,赤白浊,消疝瘕积块,瘿疾结核。"《海药本草》曰:"主男子遗精,虚劳乏损,补肾正气,止盗汗,去烦热,治伤寒热痰,能补养安神,治孩子惊痫。"

主要组方包括《伤寒论》柴胡桂枝干姜汤、柴胡加龙骨牡蛎汤和《圣济总录》牡蛎散等。

(9) 三七　三七具有散瘀止血,消肿定痛之功效。用于治疗胸腹刺痛,咯血,吐血,衄血,便血,崩漏,外伤出血,跌扑肿痛等。《本草纲目》曰:"止血散血定痛,金刃箭伤、跌扑杖疮、血出不止者,嚼烂涂,或为末掺之,其血即止。亦主吐血衄血,下血血痢,崩中经水不止,产后恶血不下,血运血痛,赤目痈肿,虎咬蛇伤诸病。"《本草从新》曰:"散血定痛。治吐血衄血。血痢血崩。目赤痈肿。"《本草纲目拾遗》曰:"人参补气第一,三七补血第一,味同而功亦等,故称人参三七,为中药之最珍贵者。"

主要组方包括《陈士铎医学全书》收血汤等。

(10) 黄芪　黄芪具有补气固表,利水退肿,托毒排脓,生肌等功效。用于治疗气虚乏力、食少便溏,中气下陷,久泻脱肛,自汗盗汗,血虚萎黄,阴疽漫肿,内热消渴等。《本草汇言》曰:"黄芪,补肺健脾,实卫敛汗,驱风运毒之药也。故阳虚之人,自汗频来,乃表虚而腠理不密也,黄芪可以实卫而敛汗;伤寒之证,行发表而邪汗不出,乃里虚而正气内乏也,黄芪可以济津以助汗;贼风之疴,偏中血脉而手足不随者,黄芪可以荣筋骨;痈疡之证,脓血内溃,阳气虚而不敛者,黄芪可以生肌肉,又阴疮不能起发,阳气虚而不愈者,黄芪可以生肌肉。"《本经逢原》曰:"入肺而固表虚自汗,入脾而托已溃痈疡。《本经》首言痈疽久败,排脓止痛,次言大风癞疾,五痔鼠瘘,皆用生者,以疏卫气之热。性虽温补,而能通调血脉,流行经络,可无碍于壅滞也。其治气虚盗汗自汗,及皮肤痛,是肌表之药。治咯血柔脾胃,是中州之药。治伤寒尺脉不至,补肾脏元气不足,及婴儿易感风邪,发热自汗诸病,皆用炙者,以实卫气之虚,乃上中下内外三焦药,即《本经》补虚之谓。如痘疹用保元汤治脾肺虚热,当归补血汤治血虚发热,皆为圣药。"

主要组方包括《脾胃论》补中益气汤、《医林改错》黄芪桃红汤等。

(11) 丹参　丹参具有活血凉血化瘀作用,用于治疗癥瘕积聚,肝脾肿大,胸腹刺痛,疮疡肿痛,经闭痛经等。《本草纲目》曰:"活血,通心包络,治疝痛。"《神农本草经》曰:"心腹邪气,肠鸣幽幽如走水,寒热积聚,破癥除瘕,止烦满,益气。"《名医别录》曰:"养血,去心腹痼疾结气,腰脊强脚痹,除风邪留热。久服利人。"《本草汇言》曰:"丹参,善治血分,去滞生新,调经顺脉之药也。"

其主要组成方药有《医学金针》丹参饮、《时方歌括》丹参饮等。

(12) 海藻　海藻具有消痰软坚散结、利水消肿之功效。用于治疗瘿瘤,瘰疬,腹内积块,睾丸肿痛,痰饮水肿等。《神农本草经》曰:"主瘿瘤气,颈下核,破散结气,痈肿症瘕坚气,腹中上下鸣,下十二水肿。"《名医别录》曰:"疗皮间积聚,暴㿉,留气,热结,利小便。"《药性论》曰:"治气痰结满,疗疝气下坠,疼痛核肿,去腹中雷鸣,幽幽作声。"《本草蒙筌》曰:"治项间瘰疬,消颈下瘿囊,利水道,通癃闭成淋,泻水气,除胀满作肿。"《本

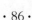

草便读》曰:"海藻,咸寒润下之品,软坚行水,是其本功,故一切瘰疬瘿瘤顽痰胶结之证,皆可用之。然咸走血,多食咸则血脉凝涩,生气日削,致成废疾不起者多矣。"

主要组方有《证治宝鉴》消核饮、《外台秘要》小前胡汤等。

2. 常见药对

(1) 柴胡、黄芩

柴胡配用黄芩具有疏肝理气,解郁泻火作用。两者升清降浊,和解少阳,调和表里,可清少阳三焦和肝胆之邪热,调畅阴阳升降之枢机。多用于肝纤维化属肝郁热蕴者。

(2) 黄芪、党参

黄芪升阳益气,固表消肿,党参健脾益气。两者配伍可增强益气健脾作用,元气充足,脾运得健,痰浊水湿才能运化,诸脏得和。多用于肝纤维化属脾胃虚弱者。

(3) 姜半夏、陈皮

姜半夏能燥湿化痰,降逆止呕,消痞散结;陈皮具有化痰理气、健脾消痰、利气散结作用。两者配伍,辛开苦降、通利三焦、消结化痰。多用于肝纤维化属痰浊内蕴者。

(4) 丹参、泽兰

丹参具有养血活血作用;泽兰能通肝脾之血。二药配伍,活血而不伤血,养血而不逆血,畅通肝脾血络,化瘀通络。多用于肝纤维化或肝硬化瘀血阻络证。

(5) 炙鳖甲、牡蛎

炙鳖甲咸、平,入肝、脾、肾经,能滋肝肾之阴而潜浮阳,具有养阴清热,散结消痞作用;牡蛎咸、寒、涩,入肝、肾经,具有软肝散结,平肝潜阳,收敛固涩,重镇安神作用。炙鳖甲配伍牡蛎,软肝散结,消痰化瘀。多用于肝病日久,深入血分,瘀血阻络的肝病中晚期患者。

3. 常用方剂

治疗肝纤维化的常用方剂比较多,随着对疾病认识的发展,有所发挥和分化,兹列举如下。

(1) 常用经典方

1) 鳖甲煎丸:出自张仲景所著《金匮要略·疟病脉证并治》:"病疟,以月一日发,当以十五日愈;设不差,当月尽解;如其不差,当云何?师曰:此结为癥瘕,名曰疟母,急治之,宜鳖甲煎丸。"

方药组成:鳖甲胶、阿胶、蜂房(炒)、鼠妇虫、土鳖虫(炒)、蜣螂、硝石(精制)、柴胡、黄芩、半夏(制)、党参、干姜、厚朴(姜制)、桂枝、白芍(炒)、射干、桃仁、牡丹皮、大黄、凌霄花、葶苈子、石韦、瞿麦。

功用:活血化瘀,软坚散结。用于胁下癥块,久疟不愈等证。现代多用于肝脾肿大,子宫肌瘤,腹部肿瘤,乳腺增生等。

2) 大黄䗪虫丸:出自《金匮要略·血痹虚劳脉证并治》:"五劳虚极羸瘦,腹满不能饮食,食伤、忧伤、饮伤、房室伤、饥伤、劳伤、经络营卫气伤,内有干血,肌肤甲错,两目暗

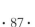

黑,缓中补虚,大黄䗪虫丸主之。"

方药组成: 大黄、甘草、黄芩、桃仁、杏仁、水蛭、虻虫、蛴螬、芍药、干地黄、干漆、䗪虫(土鳖虫)。

功用: 缓中补虚,祛瘀生新。主治五劳虚极,干血内停,形体羸瘦,少腹挛急,腹痛拒按,或按之不减,腹满食少,肌肤甲错,两目无神,目眶暗黑,舌有瘀斑,脉沉涩或弦。

3)膈下逐瘀汤:出自王清任的《医林改错》。

方药组成: 五灵脂、当归、川芎、桃仁、丹皮、赤芍、乌药、延胡索、甘草、香附、红花、枳壳。

功用: 活血祛瘀通络。主治膈下瘀阻气滞,形成痞块,痛处不移,卧则腹坠。现代多用于慢性活动性肝炎、糖尿病、宫外孕、不孕症等属血瘀气滞者。

(2)近现代著名医家的经验方

1)柴胡鳖甲汤(刘渡舟先生方)

方药组成: 柴胡、鳖甲、牡蛎、沙参、麦冬、生地黄、牡丹皮、白芍、红花、茜草、土鳖虫。

功用: 滋阴软坚,活血化瘀。主治慢性肝炎肝纤维化,证见肝脾肿大疼痛,夜间加重,腹胀,口咽发干,面黑,或五心烦热,或低烧不退,舌红少苔、边有瘀斑,脉弦而细者。

2)软肝汤(姜春华先生方)

方药组成: 生大黄、桃仁、土鳖虫、丹参、炮穿山甲片、鳖甲、黄芪、白术、党参。

功用: 益气健脾,活血化瘀,软肝散结。主治早期肝硬化。证见胁痛明显,乏力倦怠,纳差,面色暗滞,舌暗,苔薄,脉细弦。

3)软肝煎(邓铁涛先生方)

方药组成: 太子参、鳖甲、白术、茯苓、楮实子、菟丝子、萆薢、丹参、甘草、土鳖虫。

功用: 健脾养肝益肾,活血化瘀软坚。主治肝纤维化和肝硬化。证见胁痛隐隐,口干乏力,鼻齿出血,纳差腹胀,腰酸尿频,舌红,边青紫,苔薄或光剥,脉沉细。

(3)现代医学研究证实有效的方药　　此类药物众多,并被证实具有多途径、多靶点抗肝纤维化作用,如扶正化瘀胶囊、复方鳖甲软肝片、安络化纤丸等(详细参见本章第四节)。

三、医案赏析

1. 李寿三老中医医案

曲某,女,32岁。1983年2月26日初诊。患乙型肝炎半年多,经治无效,经常右胁闷痛,脘腹胀满,不欲饮食,口苦口黏,头昏胀痛,手足心热,小便色黄,大便不调,肝大,右胁下 2.5 cm,舌暗赤,苔黄腻,脉弦滑。实验室检查:乙型肝炎表面抗原阳性,丙氨酸氨基转移酶 200 U/L。

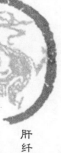

西医诊断：慢性乙型肝炎活动期。

中医诊断：胁痛(湿郁)。

治法：疏肝和脾，理气祛湿。

处方：柴胡 15 g，赤、白芍各 10 g，白术 20 g，枳实 10 g，党参 20 g，当归 10 g，丹参 15 g，郁金 15 g，香附 15 g，鳖甲 20 g，虎杖 15 g，甘草 10 g。水煎服，日 1 剂，共 6 剂。

3 月 4 日复诊，胁痛痞满略缓，口苦口黏已止。已见初效，原方加减，治疗两月余，诸症消失，肝大回缩右肋下 0.5 cm，舌淡红无苔，脉弱而滑。乙型肝炎表面抗原转阴，肝功正常。病愈后已 8 年，一切良好。

【按】本案由湿郁气滞、肝气不舒、横逆犯脾导致肝脾不和所致，治用疏肝和脾，方由四逆散合枳术丸化裁而成。方中柴胡、白芍、香附疏肝理气解郁；枳实、白术消补兼施，导滞和脾；党参、当归补益气血扶正；丹参、郁金、赤芍活血化瘀止痛，配鳖甲软肝消肿；伍虎杖、甘草清热解毒以除未尽之邪。肝脾和调，气机升降复常，不祛湿而湿邪自化，药证相符，切合病机，故收到满意效果。

2. 方和谦老中医医案

蔡某，男，49 岁，2003 年 8 月 15 日以肝硬化就诊。患者 1981 年查出乙型肝炎，1983 年确诊肝硬化。现症见面色晦暗，肝掌，胸腹胀满，纳可，舌苔薄黄，少津，脉缓。B 超示肝硬化，肝脏缩小、形态失常，脾大、厚 5.5 cm，胆囊壁厚，门静脉高压。实验室检查：天门冬氨酸氨基转移酶(AST) 89 IU/L，丙氨酸氨基转移酶(ALT) 44 IU/L，总胆红素 37.62 μmol/L，直接胆红素 17.1 μmol/L，间接胆红素 20.52 μmol/L。

西医诊断：乙型肝炎肝硬化。

中医诊断：肝积(气虚血瘀痰凝)。

治法：益气化痰，活血消瘀。

处方：党参 10 g，茯苓 10 g，炒白术 10 g，陈皮 10 g，甘草 6 g，焦神曲 6 g，水红花子 10 g，莱菔子 6 g，木香 6 g，佩兰 6 g，郁金 6 g，炒谷芽 15 g，枳壳 5 g，大枣 4 个，砂仁 5 g (后下)。水煎服，日 1 剂，共 7 剂。

8 月 22 日二诊，药后全身较舒适，大便可，脉弦缓，舌苔白薄腻。前方加丝瓜络 6 g 继服 14 剂，服法同前。

9 月 6 日三诊，面色有光泽，色黄白，病情平稳，气力有所恢复，脉缓，舌浊腻。复查：AST 32 IU/L，ALT 31 IU/L，总胆红素 23.94 μmol/L，直接胆红素 10.26 μmol/L，间接胆红素 13.68 μmol/L。上方加生薏苡仁 10 g，继服 14 剂，服法同前。

【按】此患者肝硬化诊断明确。肝以血为本，以气为用，主疏泄，性升发，气不足则血不行，肝血不足，血虚失养，容颜不华，面色晦暗无光泽；脾虚湿滞，造成肝失疏泄，胆汁排泄不畅，引发黄疸。治拟益气养血，疏肝解郁，活血祛湿，调和肝脾。方中选用党参、茯苓、炒白术、焦神曲、大枣多味健脾补气之品，辅以疏肝理气之木香、郁金、枳壳、陈皮，配合开胃健脾化湿之炒谷芽、莱菔子、佩兰，特别是用水红花子一药，消瘕破积、健脾利湿。

3. 朱良春老中医医案

丁某,男,41 岁,工程师。患慢性乙型肝炎已近 2 年,因工作关系,未能充分休息,而致病情缠绵未愈。目前面色少华,神疲乏力,胁痛如刺,时轻时剧,肝在肋下 3.5 cm,质硬,脾大 2 cm。纳谷欠香,食后腹胀,夜寐不实,噩梦纷纭,苔薄腻、质衬紫,脉弦细。此为正虚邪恋、肝郁气滞、血瘀成积、脾失健运之候。

西医诊断:乙型肝炎肝硬化。

中医诊断:肝积(肝郁脾虚,气滞血瘀)。

治法:活血化瘀、益气运脾、疏肝解郁、化癥散结。

处方:复肝丸。土鳖虫、红参须各 30 g,紫河车 24 g,姜黄、郁金、三七、炮穿山甲片、鸡内金各 18 g,共研细末。另用虎杖、石见穿、糯稻根各 120 g 煎取浓汁,与上药粉泛丸如绿豆大,每服 3 g,每日 3 次,食前服。

服完 1 料后,胁痛消失,肝大缩小为 2 cm,纳谷增加,神疲渐复。续服 1 料,肝功正常,肝在肋下 1 cm,脾触及。以后每日 2 次,以巩固之。

【按】土鳖虫古称䗪虫,俗名地鳖虫、土元;咸寒,入心、肝、脾三经。主治血瘀经闭,癥瘕积聚,跌打损伤,瘀血凝痛等,具有破而不峻,能行能和的特点,故虚人亦可用之。咸寒能入血软坚,故主心腹血积,癥瘕血闭诸症。朱良春老先生治肝脾肿大,每与鳖甲、三七、郁金、莪术等同用;治腰部扭伤,经久不愈,其痛如刺者,可与当归、刘寄奴、川续断等同用;肾虚腰痛,则又可与熟地黄、蜂房、乌梢蛇等伍用。慢性肝炎或早期肝硬化,肝脾肿大,胁痛隐隐,肝功异常,面色晦滞,症情缠绵,久而不愈者,朱良春老先生根据"久痛多瘀,久病多虚"及肝郁气滞,血瘀癖积的机制,拟复肝丸治疗此症,一般连续使用 1 个月以上,可获效机。

4. 邓铁涛老中医医案

陈某,男,38 岁,工人。10 年前求治,观其面色晦暗,且身微黄,形体羸瘦,食欲欠佳,胁肋胀痛,胸前、面颈、双上臂多处有散在性红缕,舌苔薄黄,舌质紫暗,又有瘀点,切其肋下有癥块,脉弦细涩。肝功能检查:麝浊 8 单位,麝絮(+++),锌浊 18 单位,ALT470 U/L,血清总蛋白 55 g/L,白蛋白 28 g/L,球蛋白 27 g/L,黄疸指数 10 单位,血清胆红素 1.4 mg/L,B 超示肝硬化图像。

西医诊断:肝硬化。

中医诊断:肝积(肝胆湿热兼有气滞血瘀)。

治法:疏肝利胆,清热利湿,健脾助运。

处方:四逆散和四君子汤加减。方以党参、茯苓、白术、甘草、黄芪益气健脾,茜根、丹参、柴胡、枳壳活血理气疏肝。加减选用川萆薢、黄皮树叶、田基黄清热化湿。

治疗 2 个月,胁肋癥块软缩,身黄消失,精神日振,面色转为红润,食欲增加,胁肋胀痛缓解,脉来有力。肝功能复查:麝浊 3 单位,麝絮(+),锌浊 10 单位,ALT100 U/L,黄疸指数 4 单位,血清胆红素 0.6 μmol/L,血清总蛋白 64 g/L,白蛋白 34 g/L,球蛋白

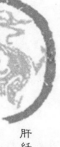

肝纤维化中西医结合诊疗的临床实践

30 g/L。出院之时,红缕消失,体重增加 3 kg,复查 B 超示肝属正常,脾脏明显恢复。因病邪已去,正气渐复,出院后予以四君子汤,健脾扶正,调整脾胃,佐以理气活血消癥有关药物,以善其后,巩固疗效。

【按】肝体阴用阳,宜养疏并举。慢性肝病由于肝脾不和,肝气横逆犯脾,气滞湿阻热蕴血瘀内生。针对本病的特性和病机,邓铁涛教授在方中配用了丹参和茜草根这两味药物。丹参,味苦、微寒,归经心、肝二经,善入血分,降而行血,能通血脉,化瘀滞;而茜草根,味苦、寒,归肝经。本品善走血分,能清血中之热,消壅积之瘀,泻肝火以制阳,凉血热而和阴,为清热凉血之要药。邓铁涛教授用此二味,主要是针对肝体而治。同时,为顺其疏泄条达之性,方中又配用柴胡和黄芪,柴胡疏解肝胆之抑遏而升举少阳之清气,黄芪补气升阳,两者相配,疗效更著。

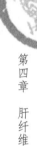

参　考　文　献

[1]　张荣华,周子洪,洪多伦.抗肝纤维化的实验研究[J].第三军医大学学报,2000,22(4):307-309.

[2]　张荣华,李景怡,陈如泉,等.三七总皂苷对肝纤维化大鼠肝脏超微结构的影响[J].第二军医大学学报,2005,27(24):2410-2413.

[3]　高世乐,胡宗涛,董六一.赤芍总苷对大鼠放射性肝纤维化的保护作用及机制[J].中药药理与临床,2012,28(2):65-68.

[4]　韩海啸,李军祥,刘大新.赤芍水提物对肝星状细胞株 HSC-T6 促凋亡作用的实验研究[J].深圳中西医结合杂志,2007,17(1):1-5.

[5]　刘永刚,陈厚昌,蒋毅萍.丹参 M 对四氯化碳致大鼠肝纤维化的实验研究[J].中药材,2002,25(1):31-33.

[6]　展玉涛,魏红山,王志荣,等.大黄素抗肝纤维化作用的实验研究[J].中华肝脏病杂志,2001,9(4):235,236,239.

[7]　马宁芳,黄宏森.苦参碱对四氯化碳所致小鼠慢性肝纤维化肝组织一氧化氮合酶表达的干预及意义[J].世界华人消化杂志,2007,32(7):3367-3371.

[8]　陈伟忠,朱梁,张兴荣,等.苦参碱对实验大鼠肝纤维化的影响[J].中国新药与临床杂志,2000,19(5):410-413.

[9]　陈伟忠,谢渭芬,林勇,等.苦参素治疗慢性肝炎 60 例[J].医药导报,2001,20(9):559,560.

[10]　赵敬武,武金凤.复方丹参注射液对慢性乙型肝炎血清 HA 的影响[J].安徽医药,2001,5(1):34,35.

[11]　李庆芬.丹红注射液联合苦参碱对肝纤维化的作用[J].中国现代医药杂志,2007,9(6):80,81.

[12]　屠国昌.4 种中成药治疗肝纤维化的成本-效果分析[J].中国药房,2010,21(4):374,375.

[13]　王慧,毕绮丽.复方鳖甲软肝片抗肝纤维化机制及应用分析[J].广州医药,2014,45(4):56,57.

[14]　龚启明,肖家诚,周霞秋.复方鳖甲软肝片治疗 50 例肝纤维化的临床研究[J].临床肝胆病杂志,2006(3):196-198.

[15]　夏晖,张宁,周双男,等.复方鳖甲软肝片抗肝纤维化研究进展[J].医药导报,2013,32(4):500-503.

[16]　曾荣城,陈彪,张仁品,等.复方鳖甲软肝片与安络化纤丸治疗肝纤维化的疗效比较[J].中国医药指南,2012,10(33):286,287.

[17]　杨年欢,袁国盛,周宇辰,等.恩替卡韦联合复方鳖甲软肝片治疗慢性乙型肝炎肝纤维化 96 周的临床疗效[J].南方医科大学学报,2016,36(6):775-779.

[18]　赵长青,吴艺青,徐列明.扶正化瘀胶囊抗肝纤维化的临床疗效和作用机制[J].中西医结合学报,2006(5):467-472.

[19]　李丽,何清,杨大国,等.扶正化瘀胶囊治疗慢性乙型肝炎肝纤维化有效性和安全性的系统评价[J].中国循证医学杂志,2008(10):892-897.

[20]　张瑞凤,毕东敏,游忠岚,等.扶正化瘀胶囊联合替诺福韦治疗乙型肝炎肝纤维化的疗效观察[J].第三军医大

学学报,2016,38(21):2363-2367.

[21] 钟伟超,周楚莹,高磊,等.大黄䗪虫丸对小鼠酒精性肝纤维化损伤的保护作用[J].中成药,2017,39(12):2475-2480.

[22] 邓丽宁,侯宏波,李纯平,等.大黄䗪虫丸联合恩替卡韦治疗乙型肝炎肝纤维化的临床研究[J].天津医药,2008,(4):292-294.

[23] 朱淑琴,苏日嘎.大黄䗪虫丸联合恩替卡韦治疗慢性乙型肝炎肝硬化的临床研究[J].临床医药文献电子杂志,2017,4(15):2914-2916.

[24] 姜冬冬,卢秉久.安络化纤丸对小鼠肝纤维化治疗作用的实验研究[J].临床合理用药杂志,2013,6(18):27-29.

[25] 蔡敏,刘娜,潘玉,等.安络化纤丸联合恩替卡韦治疗慢性乙型肝炎肝纤维化的 Meta 分析[J].现代中西医结合杂志,2017,26(30):3341-3345.

[26] 文彬,贺松其,庞杰,等.鳖甲煎丸对肝纤维化大鼠作用机制研究[J].中国中西医结合消化杂志,2013,21(11):572-575.

[27] 梁贤栋,刘美静,李园园.鳖甲煎丸联合恩替卡韦对乙型肝炎肝纤维化的疗效观察[J].中国现代药物应用,2015,9(7):6-8.

[28] 汪涛,涂燕云,杨文凤,等.几种常用中成药治疗肝纤维化研究近况[J].实用中医药杂志,2016,32(11):1143-1145.

[29] 陈婧,张天洪,万雪梅,等.分阶段辨证联合针灸、心理干预治疗慢性乙型肝炎肝纤维化疗效观察[J].中华中医药学刊,2017,35(7):1687-1690.

[30] 魏珂,柳杨,田年秀,等.基于"肝藏血"理论探究刺络泻血疗法对四氯化碳诱导的肝纤维化大鼠肝星状细胞凋亡的影响[J].中华中医药学刊,2015,33(10):2493-2495.

[31] 张尊祥.穴位用药[M].北京:人民军医出版社,1993:3.

[32] 覃雪英,陆启峰,覃后继,等.血浆置换联合穴位注射对重型肝炎患者肝纤维化指标的影响[J].实用医学杂志,2014,30(11):1775-1777.

[33] 金建军,徐亚莉,郑显,等.苦参素注射液足三里穴位注射对慢性乙型肝炎肝纤维化患者肝功能的影响[J].中国中医药信息杂志,2011,18(6):13-15.

[34] 姜慧敏,田明涛,李萍,等.促肝细胞生长素和丹参联合穴位注射治疗肝炎肝纤维化的临床研究[J].中西医结合肝病杂志,2008,(1):18-20.

[35] 江一平,刘翔,熊雯雯,等.丹参酮ⅡA穴位注射治疗慢性肝炎肝纤维化40例临床疗效观察[J].实用中西医结合临床,2007,(1):13,14.

[36] 过建春,陈素莲,李冰如,等.小剂量干扰素穴位注射联合中药治疗慢性肝炎肝纤维化临床研究[J].中国针灸,2000,(1):4,9-11.

[37] 王蓉,潘沛,彧杰,等.丹参多酚酸盐对肝纤维化大鼠 NF-κB 和 IκBα 表达的影响[J].中国新药与临床杂志,2011,30(1):51-55.

[38] 林咸明.穴位天灸发泡治疗肝炎后高胆红素血症临床观察[J].中国中医药信息杂志,2002,9(12):48.

[39] 陈海英,林咸明,刘勇,等.天灸结合穴位注射治疗慢性乙型肝炎疗效与 HBV-DNA 含量之间的关系[J].中国针灸,1999,(12):25,26.

[40] 王俊勤.中药穴位发泡疗法治疗乙型肝炎疗效观察[J].中原医刊,2003,8(11):20,21.

[41] 刘文吉,解秸萍."天灸"对大鼠肝纤维化的防治效应研究[D].北京:北京中医药大学,2015.

[42] Czaja A J. Hepatic inflammation and progressive liver fibrosis in chronicliver disease [J]. World J Gastroenterol,2014,20(10):2515-2532.

[43] 石慧,肖和杰.肝纤维化分子研究进展及其治疗[J].中西医结合肝病杂志,2012,22(5):318-320.

[44] Molloy J W, Calcagno C J, Williams C D, et al. Association of coffeeand caffeine consumption with fatty liver disease, nonalcoholic steat-ohepatitis, and degree of hepatic fibrosis[J]. Hepatology, 2012, 55(2):429-436.

[45] Larsson S C, Wolk A. Coffee consumption and risk of liver cancer: a meta-analysis[J]. Gastroenterology, 2007, 132(5):1740-1745.

[46] Bravi F, Bosetti C, Tavani A, et al. Coffee drinking and hepatocellular carcinoma risk: a meta-analysis[J]. Hepatology, 2007, 46(2):430-435.

[47] Carrieri M P, Lions C, Sogni P, et al. Association between elevated coffee consumption and daily chocolate

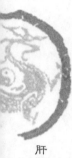

肝纤维化中西医结合诊疗的临床实践

intake with normal liver enzymes in HIV – HCV infected individuals: results from the ANRS CO13 HEPAVIH cohort study[J]. Journal of Hepatology, 2014, 60(1): 46 – 53.

[48] Abe K, Suzuki T, Ijiri M, et al. The anti-fibrotic effect of green tea with a high catechin content in the galactosamine-injured rat liver[J]. Biomed Res, 2007, 28(1): 43 – 48.

[49] 周明玉,程明亮,曾经章,等.内科综合疗法加食苹果治疗肝纤维化 81 例疗效观察[J].贵州医药,2009, 33(4): 325,326.

[50] 祝娟娟,程明亮,穆茂.食用苹果辅助逆转大鼠肝纤维化的实验性研究[J].重庆医科大学学报,2011,36(3): 285 – 289.

[51] 周明玉,程明亮.丹芍化纤胶囊加食苹果对大鼠肝纤维化 TSP – 1 及 TGF – 1 的影响[J].中华中医药杂志, 2011,26(9): 1990 – 1993.

[52] 李蜜,徐标.富硒螺旋藻对日本血吸虫肝硬化小鼠肝组织端粒酶活性的影响[J].现代预防医学,2014, 41(18): 3387 – 3390.

[53] 彭彦辉,刘殿武.中药和硒对慢性肝纤维化的预防和治疗作用[D].石家庄：河北医科大学,2002.

[54] 刘琼,甘璐,Abdella A li,等.大剂量硒降低硒酶基因表达并致大鼠肝组织损伤[J].营养学报,2003,25(4): 378 – 381.

[55] 和水祥,汶雅娟,陈庆华,等.硒抗肝纤维化作用的实验研究[J].西安医科大学学报,1999,20(4): 480 – 482.

[56] 郭林新气功研究会.郭林新气功[M].北京：人民体育出版社,1999: 33 – 50.

[57] 姜一鸣,姜学连,刘新军,等.中医综合治疗慢性乙型肝炎肝纤维化优化方案的研究[J].世界中西医结合杂志,2015,10(1): 75 – 77.

[58] 孟令哲.中医综合法治疗慢性乙型肝炎肝纤维化临床研究[J].亚太传统医药,2013,9(6): 87,88.

[59] 唐岁庆,黄岑汉,黄秀峰,等.瑶医学的哲学基础及其对瑶医药应用的影响[J].中华中医药杂志,2013, 28(11): 3349,3350.

[60] 韦刚,贝光明,李海强.瑶医膏药治疗脾胃虚寒型门脉高压性胃病的临床观察[J].世界中医药,2016,11(9): 1807 – 1810.

[61] 中华医学会肝病学分会肝纤维化学组.肝纤维化诊断及疗效评估共识[J].中华肝脏病杂志,2002,10: 327,328.

[62] 中华医学会感染病学分会肝脏炎症及其防治专家共识专家委员会.肝脏炎症及其防治专家共识[J].中华肝脏病杂志,2014,22(2): 94 – 103.

[63] 中国中西医结合学会肝病专业委员会.肝纤维化中西医结合诊疗指南[J].中华肝脏病杂志(电子版),2010, 2(4): 54 – 59.

[64] 中华医学会肝病学分会,中华医学会感染病学分会.慢性乙型肝炎防治指南(2015 更新版)[J].中华肝脏病杂志,2015,23(12): 888 – 905.

[65] Organization W H. Guidelines for the prevention, care and treatment of persons with chronic hepatitis B infection[M]. World Health Organization, 2015.

[66] 慢性乙型肝炎特殊患者抗病毒治疗专家委员会.慢性乙型肝炎特殊患者抗病毒治疗专家共识：2014 年更新 [J].临床肝胆病杂志,2014,30(7): 580 – 587.

[67] 中华医学会肝病学分会.丙型肝炎防治指南(2015 更新版)[J].肝脏,2015,33(12): 933 – 949.

[68] Organization W H.Guidelines for the screening, care and treatment of persons with hepatitis C infection[J]. World Health Organization, 2014,(172): 343 – 346.

[69] 中华医学会肝病学分会脂肪肝和酒精性肝病学组.酒精性肝病诊疗指南(2010 年修订版)[J].中华肝脏病杂志, 2010, 18(3): 167 – 170.

[70] O'Shea R S, Dasarathy S, McCullough A J, et al. Alcoholic liver disease[J]. Hepatology, 2010, 51(1): 307 – 328.

[71] 中华医学会肝病学分会脂肪肝和酒精性肝病学组.非酒精性脂肪性肝病诊疗指南(2010 年修订版)[J].胃肠病学和肝病学杂志, 2010, 19(6): 483 – 487.

[72] 中华医学会肝病学分会药物性肝病学组.药物性肝损伤诊治指南[J].中华肝脏病杂志, 2015, 23(11): 810 – 820.

[73] 胡烨,张国.肝纤维化的药物治疗研究进展[J].实用肝脏病杂志,2016, 19(1): 8 – 11.

[74] 马振增,陆伦根.肝纤维化药物治疗的新进展[J].临床肝胆病杂志, 2016, 32(6): 1183 – 1187.

[75] 李亚芳,霍丽娟.肝纤维化药物治疗的研究进展[J].国际消化病杂志, 2016, 36(4): 197 – 201.

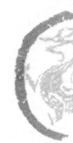

[76]　中华医学会肝病学分会,中华医学会消化病学分会,中华医学会感染病学分会.自身免疫性肝炎诊断和共识[J].临床肝胆病杂志,2016,32(1):9-22.

[77]　陈美花.慢性乙型肝炎患者焦虑状况及相关因素分析[J].现代中西医结合杂志,2006,15(18):2552,2553.

[78]　张晓荣,王阁,等.肝病患者伴发的抑郁焦虑症状及其治疗[J].中华肝脏病杂志,2002,10(3):192.

[79]　钟友彬,张坚学,康成俊.心理咨询与心理治疗[M].北京:人民卫生出版社,2011:109-111.

[80]　陈紫榕.病毒性肝炎(第二版)[M].北京:人民卫生出版社,2012:423-425.

[81]　程灶火.临床心理学[M].北京:人民卫生出版社,2014:14-20.

[82]　张明园.精神科评定量表手册[M].长沙:湖南科学技术出版社,1998:34-36.

[83]　王卉,朱慧,李蓓,等.肺癌患者心理及免疫功能变化的相关性研究[J].中国行为医学科学,2005,14(4):320,321.

[84]　颜红,江瑜涵,田菲.虑类汤治疗广泛性焦虑障碍疗效观察[J].辽宁中医杂志,2007,34(1):43-45.

[85]　朱俊奎,林瑶,韦良宏.心理健康状况对慢性乙型肝炎患者预后的影响[J].广西医科大学学报,2005,22(4):637,638.

[86]　许善战.慢性乙型肝炎患者伴发的情绪障碍及其治疗[J].健康心理学杂志,2001,9(4):300,301.

[87]　王会琳,李新华,张秋莲.生物反馈疗法对乙型肝炎肝硬化患者焦虑抑郁状态的治疗效果分析[J].海南医学,2011(19):36,37.

[88]　中华医学会神经病学分会神经心理学与行为神经病学组.综合医院焦虑、抑郁与躯体化症状诊断治疗的专家共识[J].中华神经科杂志,2016,49(12):908-917.

[89]　中华医学会肝病学分会.慢性乙型肝炎防治指南(2015年更新版)[J].临床肝胆病杂志,2015,31(12):1941-1960.

[90]　中华医学会肝病学分会.丙型肝炎防治指南(2015更新版)[J].肝脏,2015,33(12):933-949.

[91]　田丽艳,陆伦根.抗病毒治疗如何与抗纤维化治疗结合达到双赢[J].肝博士,2013(2):8,9.

[92]　朱科伦,朱郇悯,曾文铤,等.乙型肝炎流行病学的研究新进展[J].广州医药,2010,41(4):1,2.

[93]　陈文光.7 119例慢性乙型肝炎的流行病学调查[J].中华医院感染学杂志,2010,20(5):655.

[94]　杨西萍.乙型肝炎的流行病学研究[J].应用预防医学,1999(sl):44,45.

[95]　徐克成,危北海,姚希贤,等.慢性乙型肝炎的现代治疗[J].胃肠病学和肝病学杂志,1999,(4):301-308.

[96]　徐克成,危北海.慢性乙型肝炎治疗-困难和出路[J].中国中西医结合消化杂志,2002,9(1):323,324.

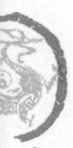

肝
纤
维
化
中
西
医
结
合
诊
疗
的
临
床
实
践

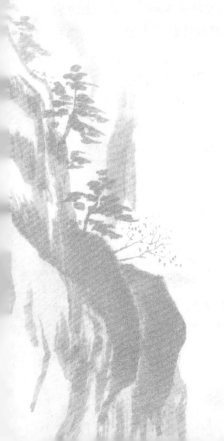

第五章　肝纤维化的预防

第一节 西医预防

肝纤维化的预防,主要是原发病的预防,包括了预防病毒性肝炎、避免饮酒、控制体重防止过度肥胖、避免滥用肝毒性药物、预防血吸虫病等。

一、慢性乙型肝炎

HBV主要经血、母婴及性接触传播。由于对献血员实施了严格的HBsAg和HBV-DNA筛查,经输血或血液制品引起的HBV感染已较少发生;经破损的皮肤或黏膜传播主要是由于使用未经严格消毒的医疗器械、侵入性诊疗操作、不安全注射特别是注射毒品等;其他如修足、文身、打耳洞、医务人员工作中的意外暴露、共用剃须刀和牙刷等也可传播。母婴传播主要发生在围生期,大多在分娩时接触HBV阳性母亲的血液和体液。随着乙型肝炎疫苗联合乙型肝炎免疫球蛋白(hepatitis B immune globalin, HBIG)的应用,母婴传播已明显减少。与HBV阳性者发生无防护的性接触,特别是有多个性伴侣者,其感染HBV的危险性增高。HBV不经呼吸道和消化道传播,因此,日常学习、工作或生活接触,如同一办公室工作(包括共用计算机等办公用品)、握手、拥抱、同住一宿舍、同一餐厅用餐和共用厕所等无血液暴露的接触不会传染HBV。流行病学和实验研究未发现HBV能经吸血昆虫(蚊和臭虫等)传播。

1. 疫苗预防

接种乙型肝炎疫苗是预防HBV感染最有效的方法。乙型肝炎疫苗的接种对象主要是新生儿,其次为婴幼儿,15岁以下未免疫人群和高危人群(医务人员、经常接触血液的人员、托幼机构工作人员、接受器官移植患者、经常接受输血或血液制品者、免疫功能低下者、HBsAg阳性者的家庭成员、具有同性性行为者、有多个性伴侣者和静脉内注射毒品者等)。

2. 意外暴露后预防

当有破损的皮肤或黏膜意外暴露HBV感染者的血液和体液后,可按照以下方法处理。

(1)血清学检测应立即检测HBV-DNA、乙型肝炎三项和肝功能,酌情在3个月和6个月内复查。

(2)主动和被动免疫,如已接种过乙型肝炎疫苗,且已知抗-HBs阳性者,可不进行特殊处理。如从未接种过乙型肝炎疫苗,或虽然接种过乙型肝炎疫苗,但抗-HBs<10 mIU/L或抗-HBs水平不详者,应立即注射HBIG 200~400 IU,并同时在不同部位

肝纤维化中西医结合诊疗的临床实践

接种 1 针乙型肝炎疫苗(20 μg),于 1 个月和 6 个月后分别接种第 2 和第 3 针乙型肝炎疫苗(各 20 μg)。

3. 对患者和携带者的管理

对已经确定的 HBsAg 阳性者,应按规定向当地疾病预防控制中心报告,并建议对患者的家庭成员进行血清 HbsAg、抗-HBc 和抗-HBs 检测,并对其中的易感者(该三种标志物均阴性者)接种乙型肝炎疫苗。乙型肝炎患者和 HBV 携带者的传染性高低主要取决于血液中 HBV-DNA 水平,与血清 ALT、AST 或胆红素水平无关。对慢性 HBV 感染者及非活动性 HBsAg 携带者,除不能捐献血液、组织器官及从事国家明文规定的职业或工种外,可照常工作和学习,但应定期进行医学随访。

4. 切断传播途径

大力推广安全注射(包括针灸的针具),并严格遵循医院感染管理中的预防原则。注意个人卫生,杜绝共用剃须刀和牙具等用品。服务行业所用理发、刮脸、修脚、穿刺和文身等器具也应严格消毒。若性伴侣为 HBsAg 阳性者,应接种乙型肝炎疫苗或采用安全套;在性伴侣健康状况不明的情况下,一定要使用安全套,以预防乙型肝炎及其他血源性或性传播疾病。对 HBsAg 阳性的孕妇,应避免羊膜腔穿刺,保证胎盘的完整性,尽量减少新生儿暴露于母血的机会。

二、慢性丙型肝炎

HCV 主要经血液传播,主要传播途径: ① 经输血和血制品、单采血浆还输血细胞传播。② 经破损的皮肤和黏膜传播。这是目前最主要的传播方式。血液传播包括使用非一次性注射器和针头、未经严格消毒的牙科器械、内镜、侵袭性操作和针刺等。

在某些地区,因静脉注射毒品导致 HCV 传播占 60%～90%。一些可能导致皮肤破损和血液暴露的传统医疗方法也与 HCV 传播有关;共用剃须刀、共用牙刷、文身和打耳洞等也是 HCV 潜在的经血传播方式。与 HCV 感染者性接触和有多个性伴侣者,感染 HCV 的危险性较高。同时伴有其他性传播疾病者,特别是感染 HIV,感染 HCV 的危险性更高。抗 HCV 阳性母亲将 HCV 传播给新生儿的危险性约 2%,若母亲在分娩时 HCV-RNA 阳性,则传播的危险性可高达 4%～7%;合并 HIV 感染时,传播的危险性增至 20%。HCV 高载量可能增加传播的危险性。接吻、拥抱、打喷嚏、咳嗽、饮食、共用餐具和水杯、无皮肤破损及其他无血液暴露的接触一般不传播 HCV。

目前尚无有效的预防性丙型肝炎疫苗可供使用。丙型肝炎的预防主要采取以下措施。

1. 严格筛选献血员

严格执行《中华人民共和国献血法》,推行无偿献血。通过检测血清抗 HCV、ALT 和 HCV-RNA,严格筛选献血员。

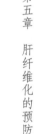

2. 预防经皮肤和黏膜传播

推行安全注射和标准预防,严格执行《医院感染控制规范》和《消毒技术规范》,使用一次性注射器。对静脉吸毒者进行心理咨询和安全教育,劝其戒毒。不共用剃须刀及牙具等,理发用具、穿刺和文身等用具应严格消毒。

3. 预防性接触传播

对具有同性性行为者和有多个性伴侣者应定期检查,加强管理。建议 HCV 感染者使用安全套。对青少年应进行正确的性教育。

4. 预防母婴传播

对 HCV-RNA 阳性的孕妇,应避免羊膜腔穿刺,尽量缩短分娩时间,保证胎盘的完整性,减少新生儿暴露于母血的机会。

5. 对高危人群筛查

根据中华人民共和国卫生行业标准《丙型病毒性肝炎筛查及管理》对丙型肝炎高危人群进行筛查及管理。

三、酒精性肝病

控制饮酒量、预防过度饮酒是预防 ALD 及其所引起的肝纤维化最根本、最直接的方法。

四、非酒精性脂肪性肝病

肥胖、脂代谢紊乱、2 型糖尿病和代谢综合征是 NAFLD 的危险因素。此外,在亚太地区也发现了 NAFLD 的其他危险因素,包括甲状腺功能减退、多囊卵巢综合征、阻塞性睡眠呼吸暂停、垂体功能减退症和性腺功能减退等。其中营养过剩和胰岛素抵抗是 NAFLD 发展的主要危险因素。相关指南中强调了营养过剩的中心地位。研究显示,肥胖人群减重 10% 可以完全逆转 NASH 的病理性改变,包括肝纤维化。故针对 NAFLD 的预防主要强调生活方式干预,通过节制饮食、适量运动来控制体重,可以减少肝脏脂肪含量,缓解 NASH,减轻肝纤维化,且对所有患者有效。

五、药物性肝炎

已知全球有 1 100 多种上市药物具有潜在肝毒性,常见的包括非甾体类抗炎药(NSAIDs)、抗感染药物(含抗结核药物)、抗肿瘤药物、中枢神经系统用药、心血管系统用药、代谢性疾病用药、激素类药物、某些生物制剂和传统中药(traditional chinese medicine, TCM)、天然药(natural medicine, NM)、保健产品(health products, HP)、

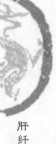

膳食补充剂(dietary supplements，DS)及其代谢产物乃至辅料等。不同药物可导致相同类型肝损伤，同一种药物也可导致不同类型的肝损伤。我国人口众多，临床不规范用药较为普遍，医务人员和公众对药物性肝炎的认知和警惕性相当欠缺。

目前已有多种方法用于药物性肝炎的风险管理，主要包括内容如下。

(1) 对药物肝毒性在说明书中给予黑框警示、警告和预防措施。

(2) 上市后严密监测药物不良反应，在监测和评价过程中充分引入药物警戒理念。我国现已建成包含 34 个省级药品不良反应监测中心、20 万基层用户和超过 660 万份个案报告的国家 ADR 监测系统，ADR 个案报告可通过基层单位自发上报，为其及时发现和快速应对提供了良好的技术和制度保障。

(3) 遵循临床指南合理用药。控制药物处方量，避免滥用药物。

(4) 用药期间定期进行肝脏生化学检测。

(5) 加强用药知情同意管理，促使患者对药物性肝炎保持警觉。

(6) 加强安全用药的公众健康教育，特别是要消除对 TCM、NM、HP、DS 无肝毒性的错误认识。

六、血吸虫性肝病

血吸虫病综合防治措施主要包括个体防护、查螺灭螺、查病治病、管理粪便、管理水源五大措施。对于中小学生要教育其不到有螺的洲滩打湖草、捕鱼虾、放牧，不到有螺的江、河、沟、塘水中游泳、戏水，必须接触疫水时要带防护手套，穿长筒胶鞋或涂擦血防专用防护药膏并做好家长、邻居的宣传教育和监督工作。在流行区生活或接触疫区，一定要饮用安全水是避免血吸虫感染的重要措施。教育学生不喝生水，要把水煮开后饮用等。

七、中毒性肝炎

由于中毒性肝炎主要由接触化学毒物、药物或生物毒素引起，故防大于治。预防的措施主要包括如下。

做好宣教工作，宣传日常生活及工农业生产过程中的毒物知识和中毒的救护。

加强个人防护，就业前和上岗后定期检查肝功能，肝功能异常者不能从事接触肝毒物的工作；另外，接触肝毒物的工作人员应严格禁酒，一旦发现肝功能异常立即停止工作并及时就医。

在工农业生产过程中，应组织安全生产和采取防毒措施，改进操作流程，改善环境卫生，遵守操作规程。防毒措施包括保持工作间通风，降低工作间内有害物质的污染；使用低毒的化学品替代高毒的化学品等。

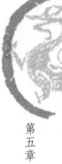

日常生活中勿食用发霉的食物及各种有毒的蕈类，勿滥用各种有毒药物；家居装修中避免使用有毒、有害的化学建材原料等。

八、自身免疫性肝炎

由于自身免疫肝炎发病过程可能涉及遗传、环境、自身抗体及免疫紊乱等多种因素，故目前尚无可靠的预防措施，可考虑通过改善居住环境，避免理化刺激，增强体质，提高自身免疫力来达到积极预防的目的。

第二节　中医调摄与预防

《素问·四气调神大论》提出："圣人不治已病治未病，不治已乱治未乱，此之谓也。"强调"未病先防"和"既病防变"。未病先防方面，肝纤维化起病与病毒感染、酒精、药物等因素对肝脏的慢性或急性损害，以及精神、起居、饮食等因素密切相关，预防强调对肝病的早期诊断和治疗，防止病情的进一步发展，以及注重调摄精神意志形体，适应自然环境和四季变化以避免外邪侵袭。既病防变方面，要求疾病发生后防止疾病的传变和病势的蔓延，避免造成严重后果。

一、未病先防

1. 情志养生

肝主疏泄，肝气不疏，气郁不行，则百病由生。肝病患者强调情志养生，因人的情绪与健康长寿有着密切关系，控制好七情，特别是喜、怒、哀、乐，保持稳定情绪十分重要。因烦躁时心理失衡，会导致免疫力下降，所以良好的情绪对健康十分重要。平时注意顺应四季变化，调节自己的精神活动。在阳气升发的春季，多外出以受大地之生机；阳气最盛的夏季，"宜调息静心，常如冰雪在心"，切不可心烦气躁；阳气渐收、阴气渐长的秋季，宜保持精神上的安定；阳气潜藏的冬季，情志活动顺应其时而敛藏。总之，肝病患者应注意调节精神活动，以达到内外环境与形体功能的协调统一。

2. 平衡膳食

饮食宜平和。自古以来中医就提倡"五谷为养""五果为助""五畜为益""五菜为充""饮食有节"的饮食原则。原则上要做到既要补充营养，又避免偏嗜。选用食物要新鲜，营养丰富，易消化，清淡少油腻；多食新鲜蔬菜；不宜过饱；忌辛辣刺激食物，忌烟、酒。要合理选择，做到荤素搭配，寒热均衡。

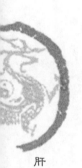

肝纤维化中西医结合诊疗的临床实践

3. 培养良好的生活习惯

"人卧则血归于肝"。肝病患者需注意休息,以利于肝细胞再生修复,一旦症状减轻,即可动静结合,视患者具体情况逐渐增加活动量。劳逸结合,起居有度,按时作息,养成良好的生活习惯,避免持续的精神紧张及情绪波动。

4. 适当的体能训练

适当的体能训练不仅可以增强体质,提高身体的防病能力,还有利于促进体内的排毒功能。根据自己的年龄与体质状况选择适当的户外活动,如慢跑、散步、太极拳等。

二、既病防变

早在《黄帝内经》时期古人就提出了防止疾病传变的重要预防原则。肝病的治疗也是如此,如《难经》记载:"所谓治未病者,见肝之病,则知肝当传之于脾,故先实其脾气,无令得受肝之邪。故曰治未病焉。""治未病"的既病防变是指早期诊治,并掌握疾病发生发展的规律及传变途径,以防止疾病的发展与传变。在临床治疗中,一定要考虑且兼顾与肝脏相关的脏腑。因脏腑与脏腑之间,生理上存在着相互资生,相互制约的生克制化关系;病理上存在着相互影响,相互传变的乘侮亢害关系。一脏有病,可依据自身规律而影响他脏。因此,在治疗时,应依据这种规律,先治或先安未病脏腑,以阻断疾病的传变途径,防止疾病的蔓延。由于五脏相通,移皆有次,五脏有病,则各传其所胜,且肝为五脏之贼,肝脏之病可影响人体的其他脏腑,因此应根据疾病传变规律,先安未受邪之地,以控制其病理传变。以脾脏为例,肝之与脾,关系甚密。它们相互促进,相互影响。因此,对肝炎患者来讲,治肝当先实脾具有重要的临床意义。故在治疗肝病的同时,应注意调补脾脏。具体包括饮食清淡,避免肥甘厚腻阻碍脾胃运化;保持心情舒畅,避免气机郁滞影响脾胃功能;用药过程中,避免过度使用寒凉药物伤及脾胃之气,或适当运用健脾药顾护正气。使脾脏正气充实,培土抑木,防止肝病蔓延。

三、瘥后防复

中医认为,久病初愈,机体处于邪气大部已去、而正气未复的阶段,要谨防疾病的再次发作。古代医家十分重视瘥后防复,并提出瘥后防复的具体方法。《素问·热论》曰:"病热当何禁之? 岐伯曰:病热少愈,食肉则复,多食则遗,此其禁也。"《伤寒论注解》言:"病有劳复,有食复。伤寒新瘥,血气未平,余热未尽,早作劳动病者,名曰劳复。病热少愈而强食之,热有所藏,因其谷气留搏,两阳相合而病者,名曰食复。"因此,为巩固疗效,疾病好转或痊愈后防止复发应贯穿于肝纤维化治疗的全过程。瘥后防复的具体方法应包括防食复,即饮食宜清淡易消化,忌食辛辣刺激、肥甘厚味,坚持戒酒,避免服用肝功能损害药物,适当增加维生素及蛋白质的摄入、加强营养等;防劳复,注意房事有

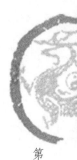

节,避免熬夜和过度疲劳;生活调理上,"怒伤肝",因此平时要保持心情舒畅,避免情绪过激,并适当运动,增强体质以提高抗病能力等。

参 考 文 献

[1] 中华医学会肝病学分会,中华医学会感染病学分会.慢性乙型肝炎防治指南(2015 更新版)[J].中华肝脏病杂志,2015,23(12):888 – 905.

[2] Organization W H. Guidelines for the prevention, care and treatment of persons with chronic hepatitis B infection[J]. World Health Organization, 2015.

[3] 中华医学会肝病学分会,中华医学会感染病学分会.丙型肝炎防治指南(2015 更新版)[J].中华肝脏病杂志,2015,23(12):906 – 923.

[4] Organization W H. Guidelines for the screening, care and treatment of persons with hepatitis C infection[J]. World Health Organization, 2014,(172):343 – 346.

[5] 中华医学会肝病学分会脂肪肝和酒精性肝病学组.非酒精性脂肪性肝病诊疗指南(2010 年修订版)[J].胃肠病学和肝病学杂志,2010,19(6):483 – 487.

[6] 中华医学会肝病学分会药物性肝病学组. 药物性肝损伤诊治指南[J].中华肝脏病杂志,2015,23(11):810 – 820.

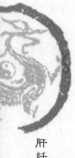

肝纤维化中西医结合诊疗的临床实践

第六章 肝纤维化的中西医研究进展与展望

第一节　西医临床研究

　　肝纤维化是病理诊断名称,是各种慢性肝病进展为肝硬化的必经病理过程。近年发现 miRNA 通过调节细胞的增殖、凋亡、脂肪代谢及脂肪酸代谢通路参与肝纤维化的发生与发展,细胞内信号通路的基因表达调控也通过调节 HSC 的增殖与活化参与了肝纤维化的形成;而 siRNA 能有效地从基因水平进行调控,抑制 HSC 的活化与增殖,增加 ECM 的降解,可成为肝纤维化治疗的有效手段,这些机制研究对肝纤维化的治疗具有一定指导意义。

一、基础临床治疗

　　去除原发病因是针对肝纤维化最为直接、有效的治疗方案。在多项动物肝纤维化模型实验中均证实,去除致病因子可逆转肝纤维化。

　　(1) 病毒性肝炎　　引起肝纤维化最常见的病因是乙型病毒性肝炎及丙型病毒性肝炎感染。此时抗病毒治疗即为最直接有效去除病因且改善肝纤维化的治疗方案。此外,及时的抗病毒治疗可以降低肝癌的发生率,提高患者生活质量。目前抗乙型肝炎病毒的药物主要是核苷(酸)类似物和干扰素(IFN 或 PEGIFN)两类,前者包括拉米夫定、阿德福韦酯、恩替卡韦、替比夫定、替诺福韦酯等。对于初治患者,目前首选推荐恩替卡韦、替诺福韦酯或聚乙二醇干扰素治疗。联合治疗方案及其疗效也许是目前需要进一步确认与解决的问题。到目前为止,口服核苷/核苷酸药物的联合治疗与单独使用这些药物相比,并没有在病毒学、血清学和生化学方面显示出更好的疗效。尽管有试验发现在高 HBV - DNA 水平患者中,ETV 联合 TDF 组 HBV - DNA 降低至<50 IU/mL 的比例要高于单用 ETV 组,但是该试验并未发现两组 HBeAg 应答率和其他的终点有显著性差异。但联合使用没有交叉耐药的药物,有可能会降低耐药发生的风险,甚至可以起到预防耐药发生的作用。在未来,治疗的模式可能会从现在的单药序贯治疗转换为优先联合治疗,然而,要设计和实施临床试验证明联合治疗比单药治疗更有效,仍然具有一定的挑战性。

　　除临床已经批准的 HBV 抗病毒药物外,与替诺福韦酯联合应用于 HIV 感染治疗的恩曲他滨作为新药,也在申请用于 CHB 的治疗,但其结构与拉米夫定非常相似,疗效和耐药屏障并不优于拉米夫定,目前无论其单药还是联合治疗 CHB 都还未获得批准。目前临床应用的抗病毒药物虽然可以抑制 HBV 复制,但由于肝内共价闭合环状 DNA(cccDNA)的存在难以被彻底清除,即使 CHB 患者出现 HBsAg 转阴,仍有复发及发生肝癌的风险。由于 cccDNA 难以彻底清除且目前缺少测定 cccDNA 的生物标志物及直接作用于 cccDNA 的药物，因此专家提出了 CHB 患者功能性治愈的概念，即在降低 cccDNA 水平的基础上，使 cccDNA 转录失活，在无 HBV 复制的同时使肝脏疾病的进展得到缓解。因此，新的抗病毒药物是目前及未来需要进一步探索的。

目前新的抗 HBV 治疗主要包括针对减少 HBV 生成的靶向药物及激活抗 HBV 的免疫治疗。针对 HBV 的靶向药物根据 HBV 复制的特点可以分为三类：一类是抑制 HBV 进入肝细胞的药物，目前有一种合成肽 Myrcludex B 通过体内、外实验已证实可有效防止病毒进入，但其安全性及耐受性仍需进一步临床试验确定。有报道其在治疗过程中会导致高胆红素血症的发生。另一类药物则是降解消除 cccDNA 或者抑制 HBV 产生，但目前该类药物还在早期研发阶段，仅在细胞培养及原代鸭肝细胞中进行了研究。基因组编辑技术是靶向 cccDNA 治疗的又一类，新技术包括 RNA 干扰(RNA interference，RNAi)、基因沉默，以及抑制病毒组装，但其疗效及安全性仍需进一步研究。还有一类针对 HBV 的靶向药物，如三唑并嘧啶抑制剂组药物，是通过抑制 HBsAg 释放，使 HBV 特异性 T 淋巴细胞免疫功能得以恢复，但其机制及疗效仍需继续研究。除了针对 HBV 的靶向治疗，提高宿主免疫功能也有利于清除 HBV，包括通过治疗性疫苗产生新的 T 淋巴细胞，刺激抗病毒效应细胞(T、B 淋巴细胞和树突状细胞)，以及恢复慢性 HBV 感染后功能衰竭的 T 淋巴细胞等。新型治疗性疫苗的主要策略是针对不同 HBV 蛋白或腺病毒疫苗载体进行研究，目前一种重组热灭活全酵母疫苗 GS - 4774(tarmogen)与古巴研制出的一种包括 HBsAg 和 HBcAg 组合的鼻腔疫苗在抗 HBV 治疗中初步证实了其具有有效性，后续研究仍在进行中。Toll 样受体(TLR)是重要的病原识别受体，HBV 可能会下调该受体从而逃避天然性免疫应答。目前研究表明口服药物 TLR - 7 激动剂在人体中吸收及耐受性均良好，主要不良反应是与其他外源性 IFN 相似的流感样症状。此外，程序性死亡分子- 1(PD - 1)及其配体 PD - L1/2 均在 T 淋巴细胞调节中起作用，PD - 1 及 PD - L1/2 拮抗剂单独或是与 NAs 等联合应用均有增强特异性 T 淋巴细胞的作用。目前该类药物已经在肿瘤患者中初步显示出良好的治疗效果，但尚无应用于 CHB 患者的临床试验。

对于 CHC 患者，只要 HCV - RNA 阳性，有治疗意愿且无治疗禁忌证均应接受抗病毒治疗，PR 方案(PEG - IFN 联合利巴韦林)在 DAAs 上市前仍是 HCV 感染者接受抗病毒治疗的主要方案。而近年来，通过对 HCV 复制周期的深入研究发现 DAAs 这类小分子化合物可以直接作用于 HCV 复制过程中的"非结构蛋白"，抑制 HCV 复制，达到清除 HCV 的目的。目前的 DAAs 主要分为 NS3/4A 蛋白酶抑制剂、NS5A 抑制剂、NS5B 聚合酶抑制剂三大类。NS3/4A 蛋白酶抑制剂具有高效抗病毒、低耐药性的特点，如 2013 年批准上市的西咪匹韦与 PR 方案联合治疗 1 型、4 型丙型肝炎 12～48 周，治疗结束后 12 周 SVR 在 38%～86%，与索非布韦或 RBV 联用治疗 1 型、4 型丙型肝炎 12 周或 24 周，SVR 在 93%～96%，且对肝移植术后患者也安全有效，SVR 可达

88%。NS5A抑制剂可用于所有基因型的丙型肝炎患者,且具有高效抗病毒、较容易耐药的特点。目前一代NS5A抑制剂中达卡他韦和雷迪帕韦已获批上市,达卡他韦与索非布韦联合治疗所有基因型的丙型肝炎12周或24周,SVR12在90%以上,雷迪帕韦与索非布韦的复合制剂Harvoni治疗1型、4型、5型、6型丙型肝炎8周或12周,SVR12为93%～100%。二代NS5A抑制剂一般则用于对一代NS5A抑制剂耐药的CHC患者,Velpatasvir与索非布韦的复合制剂Epclusa是首款获批治疗所有基因型丙型肝炎的DAA药物。目前研究显示其对6种基因型丙型肝炎均有效,且治疗12周后SVR可达98%,但不良反应较多,甚至会严重减慢心率。NS5B核苷类聚合酶抑制剂具有中效抗病毒作用,适用于所有基因型且不易耐药。索非布韦是首个获批上市无须联合干扰素治疗的药物,其联合PR方案可以治疗所有基因型、有或无肝硬化的HCV感染患者,疗程12周,SVR12约为89%。NS5B非核苷类聚合酶抑制剂主要作用于1型丙型肝炎,有中效抗病毒、易耐药的特点,目前暂无该类药物获批上市。以DAAs为基础的抗病毒方案包括DAA联合PR、DAAs联合RBV,以及不同DAAs联合或复合制剂。三种方案涵盖几乎所有类型的HCV感染者,而无干扰素的DAAs联合治疗是未来丙型肝炎抗病毒治疗的方向。索非布韦与达拉他韦联用,对初治、复治,以及伴有肝硬化的不同基因型的丙型肝炎患者均有较高SVR;索非布韦与雷迪帕韦的组合被称为吉利德二代,对丙型肝炎基因1型患者显示出非常好的疗效;索非布韦与维帕他韦的组合俗称索磷布韦维帕他韦片,为泛基因型丙型肝炎鸡尾酒疗法,对丙型肝炎基因1～6型患者疗程SVR12可达93%～100%,且安全性较高;在索磷布韦维帕他韦片基础上加用伏西瑞韦的方案对于治疗失败的经治患者均有良好效果,可作为既往接受DAAs方案治疗失败的一种补救治疗。2017年我国已上市达拉他韦和阿舒瑞韦等DAAs类药物,DAAs的出现,改变了传统CHC的治疗方法,这对无法使用干扰素的患者尤为重要,但是其仍存在许多不良反应,且其并未降低短期内丙型肝炎患者发生肝癌的风险。我国应用DAAs的经验仍较缺乏,对于肾功能障碍及肾衰竭、肝移植等丙型肝炎患者中的有效性和安全性问题仍需更多研究进一步探索。

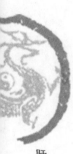

（2）NAFLD　　NAFLD是引起肝纤维化的另一大原因,在国外尤其显著,其治疗包括三个部分:① NAFLD相关性肝病的特异性治疗;② NAFLD合并症的治疗;③ 晚期NAFLD的特异性治疗,包括肝硬化、门静脉高压、原发性肝癌,也涉及其合并症包括胰岛素抵抗、糖尿病、心脑血管疾病等。目前,尚无FDA批准的用于NAFLD治疗的方法。因此,NAFLD的治疗侧重于控制其高危因素。基于NAFLD的自然史,认为只有NAFLD患者或者肝活检有明确肝纤维化的患者需使用针对性药物治疗。

1）饮食和运动:NAFLD基本治疗是改变生活方式和饮食调节。许多研究表明,生活方式改变可以降低血清转氨酶水平并减轻脂肪肝变性,体重至少下降3%～5%才能减轻脂肪肝变性,而减轻脂肪性肝炎体重下降至少需10%以上。添加不同膳食营养素与限制热量收到的效果差不多。大多数NAFLD患者并无法保持体重减轻,运动疗法对肝组织学改变的作用亦不清楚。

2）药物治疗：临床实践和研究领域中已尝试了一些药物治疗，FDA 尚未批准任何针对 NAFLD 的药物在临床使用，这仍然是一个研究十分活跃的领域。因为 NAFLD 与代谢综合征及 2 型糖尿病密切相关，所以对胰岛素增敏剂的疗效也有大量研究。二甲双胍是一种主要增加肝胰岛素敏感性的药物，已经在 TONIC 研究中进行了评估。虽然几项成人的 NASH 研究结果表明二甲双胍可降低转氨酶水平或改善肝组织学，但儿童 NASH 的 TONIC 研究结果显示二甲双胍并不能改善肝组织学。因此，目前并不推荐二甲双胍治疗 NASH。一些非对照性、开放性试验还研究了噻唑烷二酮类治疗成人 NASH 的疗效，这类药物可改善全身胰岛素抵抗。在小样本研究中吡格列酮、罗格列酮都可降低转氨酶水平，并能改善部分肝组织学；一项大样本随机安慰对照临床试验 PIVENS 研究纳入 247 例非糖尿病的成人 NASH 患者，治疗 18 个月与安慰剂对照吡格列酮治疗组组织学改善所占比例更显著，本组中许多受试者体重增加，肝纤维化无改善。同时尚未明确 NAFLD 患者长期口服噻唑烷二酮类的安全期和有效性。罗格列酮治疗组 5 年随访结果证实肝纤维化无减轻，并增加了心血管疾病风险，因此不推荐治疗 NAFLD。因为氧化应激在 NAFLD 中起到一定的作用，抗氧化剂的相关研究也很多。维生素 E 是一种廉价的抗氧化剂，已在小样本儿童及成人实验中进行了研究，但两者结果不尽相同。维生素 E 的耐受性良好，大部分结果显示治疗后脂肪肝变性患者的血清转氨酶水平有适度下降，影像学、病理组织学表现改善。然而长期服用维生素 E 会治疗有增加心血管疾病死亡率的风险。其他药物（如熊去氧胆酸、ω-3 脂肪酸、益生菌、法尼醇 X 受体激动剂、细胞因子抑制剂、胰高血糖素样肽受体激动剂、二肽 Ⅳ 拮抗剂）也有报道治疗 NASH，但尚无充足数据支持这些药物用于 NASH 临床治疗。他汀类药物是一类非常重要的药物，用于治疗脂肪代谢紊乱和降低心血管风险，但也无证据表明他汀类药物导致包括 NAFLD 在内的慢性肝病患者出现肝衰竭。与健康人及慢性肝病患者相比，NAFLD 患者服用他汀类药物引起肝损伤并无明显差异。一些研究表明他汀类药物可降低 NASH 转氨酶和组织学改善，但 NAFLD 患者一直不愿意接受他汀类的治疗。

3）手术治疗：主要包括减肥手术和肝移植。2016 年发表在 Cochrance 的一篇综述显示，减肥手术作为 NASH 的一种新治疗方法，由于缺乏随机对照临床试验无法充分评估其受益及危害。大多数的减肥手术对代偿期慢性肝病是基本安全的，并可减轻肝细胞脂肪变性及坏死性炎症，然而对肝纤维化的疗效则不同，甚至较多研究表明术后 HF 会进展。也有共识认为减肥手术应排除肝硬化和门静脉高压等疾病，才可以减轻顽固性肥胖代谢综合征的并发症，而在其他方面符合手术标准的 NAFLD 患者或 NASH 并不是手术禁忌。NAFLD 进展为终末期肝病需行肝移植的评估，但 NAFLD 往往有糖尿病、肥胖、心血管疾病等并发症，大多数限制了肝移植的进行，并且也有术后复发的可能。

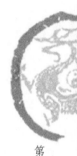

（3）酒精性脂肪肝　　完全戒酒是治疗 ALD 的最根本措施。生存率的提高及组织学损伤恢复的可能性与最初的临床表现无关，而与是否完全戒酒有关。相关研究表明 AF 的发病机制涉及细胞因子的释放和免疫过程造成的永久性肝损伤。糖皮质激素治疗 AF 作用已被广泛评估。对于重症 AF 患者，终末期肝病模型评分≥20，除活动性消化道出血、肾衰竭、急性胰腺炎等外，给予泼尼松，每日 40 mg，治疗 4 周后逐渐减量。尤其是女性重症 AF 合并肝性脑病的患者，糖皮质激素治疗最佳。TNF-α 的表达及受体活性在酒精性肝损伤中起到一定作用，使得 TNF-α 抑制剂作为本病糖皮质激素的替代治疗。己酮可可碱已经被证实可改善重症 AF 的生存率。另外，肝移植是经过筛选后、要求积极治疗的终末期肝硬化的方法，大部分酒精性肝硬化患者并不适宜肝移植手术。

二、特异性抗纤维化治疗

1. 抑制炎症反应的发生和免疫抑制剂

纤维化与肝组织的炎症反应密不可分，炎症细胞浸润是肝纤维化的始动环节。因此早期的抗炎治疗对后续的纤维化进展有积极的防治作用。作为抗炎和免疫调节因子，IL-10 可抑制促炎细胞因子（TNF-α、IL-1 等）的释放，试验将 IL-10 应用于 HCV 感染者，可使肝脏炎症和纤维化评分均值从 5.0 ± 0.2 降到 4.5 ± 0.3，但同时血清 HCV-RNA 水平增高，因此其临床应用仍有待进一步探究。秋水仙素在动物模型中通过激活胶原酶，促进胶原降解产生，发挥抗纤维化作用。熊去氧胆酸可通过结合肝细胞膜，拮抗疏水性胆汁酸的细胞毒性来减少炎症和纤维化发生，临床上多用于原发性胆汁性肝纤维化患者的治疗。其他抑制炎症反应药物包括马洛替酯、糖皮质激素、前列腺素（如地诺前列酮）、血管紧张素Ⅱ受体阻断剂等对治疗肝纤维化具有明显疗效。炎症反应激活多种炎症细胞，释放炎症因子，使 HSC 由静止状态进入活化与增殖状态，进而促进 ECM 的沉积，同时还可以引起肝脏免疫功能紊乱，进一步加重肝细胞损伤，所以在纤维化治疗中抑制炎症和免疫反应非常重要。常用的免疫抑制剂有糖皮质激素、硫唑嘌呤、环孢素 A 等，但这些药物长期应用副反应较大。Marlaka 等研究他克莫司单药或者联合传统免疫抑制剂治疗自身免疫性肝炎的效果，发现单用他克莫司治疗 1 年后患者血清生化、免疫指标较治疗前明显改善，并减轻了肝纤维化，他克莫司、泼尼松或硫唑嘌呤联合应用可以降低泼尼松或者硫唑嘌呤应用剂量，减轻其不良反应。Petrasek 等在 IFN 调节因子（interferon regulatory factor，IRF）和 1 型 IFN 减轻酒精性肝损伤的研究中发现炎症反应信号通路脂多糖（LPS）/TLR4 促使肝细胞产生激活的 IRF3，后者调节 1 型 IFN 合成，1 型 IFN 通过调节巨噬细胞炎症反应，发挥保护肝细胞和减轻肝纤维化的功能。Kim 等研究熊去氧胆酸治疗原发性胆汁性肝硬化时发现，熊去氧胆酸可以显著改善原发性胆汁性肝硬化的预后和减轻肝纤维化，缺点是 1/3 的患者对熊

肝纤维化中西医结合诊疗的临床实践

去氧胆酸不完全应答。

2. 抗氧化应激反应

致病因素损害肝脏组织时会产生氧化应激反应,氧化应激反应在肝脏内产生大量的活性氧和氧自由基、破坏肝细胞、激活 HSC,进而促进 ECM 沉积,在肝纤维化起始和进展中发挥着重要作用,抗氧化治疗越来越受到临床重视。因此,抗氧化剂的使用是防治肝纤维化的重要策略。Sato 等在 2015 年发表的文献中通过 Meta 分析指出,作为人体重要的抗氧化剂,维生素 E 可降低 NAFLD 和非酒精性脂肪性肝炎患者血清 ALT、AST、碱性磷酸酶水平,并减轻炎症反应和肝脏的气球样变,改善肝纤维化。Lavine 等研究了维生素和二甲双胍对非酒精性脂肪肝的治疗,发现维生素 E 和二甲双胍均显著降低了患者的 ALT 水平和 HSC 活性,说明维生素 E 可能通过抗氧化作用来减轻肝损伤,从而减轻肝纤维化。同样在氧化应激反应发生过程中发挥抗氧化及抑制 HSC 活化作用的还有还原型辅酶Ⅱ氧化酶 4、磷脂酰胆碱、S-腺苷蛋氨酸、N-乙酰半胱氨酸（N-acetylcysteine，NAC）、硒元素、丙丁酚、姜黄素等也有相应的研究。彭土生等研究了NAC 对肝纤维化的治疗作用,发现 NAC 治疗 12 个月后,患者血者中 ALT、AST、透明质酸、层黏连蛋白、Ⅳ型胶原蛋白和Ⅲ型前胶原蛋白较治疗前和常规治疗组明显下降,且氧化应激指数下降程度与 Forns 肝纤维化指数下降程度呈正相关 $r=0.861, P<0.01$,说明 NAC 可以通过抗氧化作用,减轻肝损伤和肝纤维化。目前在慢性器官损伤过程中强调氧化-抗氧化失衡是研究的热点。值得注意的是,吡非尼酮也显示出抗氧化作用。

3. 抑制 HSC 的增殖活化和上皮间质转化的合成

HSC 的活化与增殖是肝纤维化发生和发展的中心事件,因而有效地抑制其活化或促进其凋亡均能达到改善肝纤维化的作用。IFN-γ 从多方面有效地抑制 HSC 的活化、上皮间质转化的生成及纤维化的发生,IFN-γ 治疗丙型肝炎肝纤维化被证实安全且耐受。在一项对丙型肝炎治疗的研究中,20 例丙型肝炎患者每周接受 3 次皮下注射 200 μg IFN-γ1b,维持治疗 24 周。通过前后肝活组织检查结果的对比,研究者发现 6 例患者(30%)纤维化评分绝对值降低 1%,4 例(20%)患者治疗后 Ishak 纤维化评分有改善。作为免疫系统重要组成部分,NK 可以杀伤活化的 HSC,可通过增强 NK 清除过多的 HSC。奥曲肽可抑制性调控细胞因子的合成与分泌,有效抑制 HSC 的增殖与活化,抑制上皮间质转化生成并促使其降解。水飞蓟和血管紧张素转化酶抑制剂类药物具有类似功效。索拉非尼是一种多效激酶抑制剂,体外实验表明其可以抑制肝纤维化的人和大鼠肝脏中的ⅡSC 活性,促进其凋亡,目前已被广泛用于瘢痕的Ⅱ期临床试验。在体外和实验性小鼠肝纤维化模型的研究中,都显示索拉非尼通过抑制 PDGF 受体通路具有抗纤维化的作用。Hong F 等也证实了小剂量索拉非尼在体内外试验中都具有抗纤维化效果,并建议为了提高患者耐受性和依从性,索拉非尼在人体中抗纤维化的剂量应小于治疗原发性肝癌的剂量。索拉非尼毕竟是一种抗肿瘤药物,抗纤维化的效果没有充分的临床研究数据,因此需要进一步的临床试验,验证索拉非尼的抗纤维化

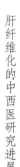

疗效,并进一步研究其抗纤维化的机制。沙格雷酯是5-TH2A和5-TH2B受体拮抗剂,因其可以减轻肝硬化模型肝脏的炎症及降低HSC活性,有可能被用于肝纤维化的治疗。临床试验证明,人类骨髓间充质干细胞(bone marrow stromal cell,BMSC)可以通过细胞间的接触抑制Toll样受体(toll-like receptor,TLR)4/核转录因子-κB(NF-κB)通路而抑制HSC活化和增殖,并分泌肝细胞生长因子,从而促进肝细胞再生并减轻肝纤维化。

4. 靶向抗纤维化药物

(1) TGF-β1及TGF-β/Smad通路的靶向治疗　　TGF-β1是目前发现的重要的促肝纤维化的细胞因子,阻断TGF-β1及TGF-β/Smad转导通路在肝纤维化的治疗中有着重要意义。Fna等研究一种TGF-β1免疫调节剂TGF-β1人体细胞因子在体内可以诱导抗细胞因子抗体产生对大鼠肝纤维化的作用,发现TGF-β1人体细胞因子显著降低了胶原蛋白沉积及TIMP、α-平滑肌肌动蛋白(α-SMA)和结蛋白的合成,减轻肝细胞凋亡,抑制TGF-β1信号通路Smad2/3的表达,这些发现为TGF-β1人体细胞因子可以治疗肝纤维化提供了理论基础。喻冬柯等研究维甲酸对肝纤维化大鼠的影响,经维甲酸治疗后应用全基因表达谱进行分析,发现副溶血性弧菌(COL1a1)和 *TGF-β1* 基因表达下降可能是通过抑制肝纤维化相关通路TGF-β/Smad来减轻肝纤维化。Flores-Contreras等研究吡非尼酮治疗HCV,发现吡非尼酮可以减轻纤维化,同时通过抑制NF-κB降低TGF-β1的合成。

(2) 赖氨酰氧化酶样蛋白-2(lysyl oxidase-like 2 protein,LoxL2)　　LoxL2是基质酶家族成员,负责胶原蛋白相互结合,在大鼠肝纤维化模型中阻断LoxL2的表达可以降低纤维母细胞表达水平,降低ECM的合成和TGF-β的表达。Si-mutuzumab是一种非竞争性的LoxL2单克隆抗体,目前正在进行治疗纤维化和肿瘤的临床试验。

(3) 钠离子/氢离子交换体(NA/H-exchange)　　吡非尼酮通过抑制蛋白激酶调节的NA/H交换体活性,在小鼠体内抑制PDGF诱导的HSC活化与增殖,进而抑制TGF-β诱导的Ⅰ型胶原沉积。欧洲和日本的Ⅲ期ACSCEND试验近期已经完成,证实了吡非尼酮有一定的抗纤维化作用。吡非尼酮的类似物F-351在动物模型中可减轻纤维化,目前该药已经完成了肝纤维化的Ⅰ期临床试验。羟尼酮是在吡非尼酮基础上研制的新化学药品,其能够有效抑制P38γ和GCK磷酸激酶基因,但在国内外均未获得上市销售,国内陆伦根教授领导的研究小组正在进行羟尼酮的Ⅱ期临床试验,观察其联合恩替卡韦治疗乙型肝炎肝纤维化的有效剂量和安全性,并检测用药前后的肝纤维化Ishak评分指标、HBV-DNA定量、Fibroscan kPa值及ALT指标的改善情况。

(4) 过氧化物酶体增殖物激活受体(peroxisome proliferators activated receptors,PPAR)　　PPAR是一种核因子受体家族,是重要的抗肝纤维化调节因子。PPARγ有负性调节肝纤维化组织中HSC活性和降低肌成纤维细胞分化的功能。但是一项Ⅱ期临床试验并没有显示PPARγ激动剂罗格列酮对非酒精性脂肪肝相关性肝纤维化有作用。

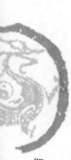

（5）磷脂酰肌醇-3 激酶(PI3K)/蛋白激酶 B(Akt)通路　　PI3K/Akt 通路是肿瘤中最常见的失调通路，并与纤维化的发病有关，异常的 PI3K 信号和 Akt 磷酸化有助于肌成纤维细胞抗凋亡。研究发现 PI3K 抑制剂 GSK2126458 通过抑制 PI3K/Akt 信号通路，显著减轻肝纤维化。另外，阿曲生坦是选择性内皮素受体拮抗剂，长期给药可减轻肝纤维化模型大鼠肝纤维化程度，其正在进行糖尿病肾病的临床Ⅲ期试验。GKT-137831 是氮氧化合物 1 型受体和 4 型受体抑制剂，其可以减轻实验性肝损伤模型的肝纤维化及降低活性氧的产生。一种胆汁酸受体激动剂、化学名称为 Px-102 的药物，在酒精性脂肪肝中可减轻肝脏炎症反应和肝纤维化，正在进行非酒精性脂肪肝Ⅱ期临床试验。

5. 细胞因子

目前已知的致纤维化因子中，以 TGF-β1、PDGF 最为重要，其中 PDGF-BB 亚型具有强激活 HSC 效应。早前卡维地洛在动物实验中被报道具有抗肝纤维化作用，近期丁茜等在 LX-2 细胞系中以不同浓度卡维地洛处理，证实卡维地洛可以抑制 LX-2 细胞的增殖，并在加入 PDGF-BB 刺激后利用 CCK-8、划痕实验、Transwell 小室、荧光定量 PCR 及蛋白免疫印迹法检测出卡维地洛抑制 PDGF-BB 诱导的 LX-2 细胞的迁移、侵袭及纤维化作用，探明其机制为 PDGF-BB/PDGFRD/Akt 通路的阻断。同样重要的致纤维化因子还有 CTGF，有学者证明结缔组织生长因子单克隆抗体具有体内抗纤维化作用，并用于临床乙型肝炎肝硬化Ⅱ期治疗的相关试验中展开研究。作为重要的转录因子，肝细胞核因子家族不仅在肝细胞中有着表达优势，更对维持肝细胞正常功能具有重要作用。其中肝细胞核因子 1α 和肝细胞核因子 4α 被发现可抑制 HSC 及上皮间质转化的增加，可发挥强大的抗纤维化作用。CTGF 的靶向治疗也具有一定的作用，Sriram 等研究认为 TGF-β1、TGF-βR2、CTGF 是组织纤维化的重要调节因子，应用 siRNA 技术敲除 *TGF-β1* 或 *TGF-βR2* 与 *CTGF* 基因，或者同时敲除 3 个基因，观察三者对基质成纤维细胞的作用，发现 3 个基因同时敲除比 *TGF-β1* 或 *TGF-βR2* 与 *CTGF* 基因同时敲除更能显著降低胶原蛋白 1 和 SMA 的水平，说明 CTGF 具有促纤维化的作用。基础研究显示用 siRNA 阻断 CTGF 活性，可以减轻肝纤维化，保护肝功能。FG-3019 是一种人 CTGF 抗体，已经用于乙型肝炎肝纤维化的临床试验。

6. 纳米载体结合抗纤维化药物

纳米治疗是将按比例放大的单组原子结合到纳米颗粒上或者减少大分子物质进入纳米颗粒来调节、应用 10～500 nm 的治疗物质。将治疗性药物、肽类、蛋白、核酸附着于纳米载体上而发挥治疗作用即是纳米药物，用生物可溶性材料构建纳米粒子，为新药的研发提供了可能，纳米药物具有稳定性、毒性和副反应小、超选择性，对治疗靶点有较高亲和性的优点。近年将纳米载体与抗肝纤维化药物结合的技术已被应用于肝纤维化的治疗。Adrian 等将 HSC 靶向药物 M6P-HSA-HVJ 脂质体结合到纳米颗粒表面，注射到肝纤维化小鼠的阴茎血管中，M6P-HSA 迅速在血液中被清除并聚集在肝脏，结合到 HSC 表面,这表明 M6P-HSA 是有效的药物载体,可以携带抗纤维化药物,为肝纤维化治疗提供了一种新的可能性。Patel 等研究显示将 PPARγ 配体罗格列酮结合到 M6P-HAS 上,然后与纳米载体结合后注入肝纤维化小鼠中,药物在肝脏中浓度明显增加,并且显著改善实验小鼠肝脏的病理组织学形态。但该种药物目前只局限于肝纤维化动物模型实验,还没有应用到临床。

7. 基因治疗

基因治疗是在发病的分子机制基础上干扰或改变基因的表达来达到治疗效果,因其具有特异性,近年在抗肝纤维化治疗中引领了新的研究方向。基因治疗通过抑制 TGF-β 的表达,降低 HSC 的活性,抑制 KC 等炎性细胞释放炎症因子及增强 MMP 活性来发挥抗纤维化作用。目前的研究已在小干扰 RNA(siRNA)、细胞因子调控及靶向载体技术、反义寡核苷酸链、诱骗寡核苷酸的应用上取得了一定的进展。其中肝细胞生长因子的应用最为常见。研究中,与肝细胞单培养相比,肝细胞生长因子处理组诱导的肝细胞增殖可增加纤溶酶的总表达水平,降低纤维化标记物 *PAI-1*、*TGF-β1* 和 *TIMP-2* 基因的表达。在体外肝星状细胞纤维化模型中肝细胞生长因子处理可促 TSP-1 蛋白的裂解,降低 TGF-β1 及胶原 I 水平。而这一途径可被纤溶酶、抑肽酶阻断。该项研究称,肝细胞生长因子基因治疗可抑制 HSC 活化及 TGF-β1 表达,阻断纤维化进程并刺激肝再生。反义寡核苷酸是由 10～30 个核苷酸片段构成的短链核苷酸,主要是单链 DNA 或化学修饰的 DNA 衍生物,反义寡核苷酸通过碱基配对互补性的结合靶向 RNA 发挥生物学效应。RNA 干扰治疗中,siRNA 通过与目标靶点结合形成二倍体,然后结合互补 miRNA 和触发起始消除而发挥生物学效应。小干扰 RNA 可高效、特异地在基因水平通过抑制 TGF-β/Smad、PDGFR、CTGF 的表达来降低 HSC 的活化及增殖。此外,还可通过沉默细胞外信号来调节瘦素、前胶原、大麻类受体等发挥较好的抗纤维化作用。一系列肝纤维化相关 miRNA 的研究结果显示,miRNA149、miRNA21、miRNA212 等对肝脏疾病有一定的调控作用,提示 miRNA 可能是未来治疗的新靶点。miRNA 通过多位点不完全互补结合到靶基因 3'非编码区发挥生物学效应。诱骗寡核苷酸通过靶基因调节区域内源性 *cis* 元件和外源性加入模拟 *cis* 元件的诱骗分子之间的反式作用因子竞争性结合而发挥生物学效应。王琪等研究发现,利用 siRNA 技术沉默大鼠腺苷 A1 和 A2A 受体,然后观察它们对乙醇诱导的肝纤维化大鼠肝脏中 HSC 增殖与活化的影响,发现他们明显抑制 HSC 活化与增殖,抑制 α-SMA、Col-lagen1 的合成,从而减轻肝纤维化。Kwiecinski 等研究发现 miRNA-29 显著下调大鼠 PDGF-C、胰岛素样生长因子 1 在肝脏活化 HSC 中的表达,转染 miRNA-29 前体后,胶原蛋白 1a1 合成降低,1a2mRNA 的表达减弱,同时减弱了 α-SMA、纤维连接蛋白、整合素 B1 和 PDGF-β 受体的表达,从而减轻肝纤维化。

8. 干细胞治疗

肝纤维化发展到失代偿期肝硬化阶段,肝移植是目前有效的治疗手段。但因其存

在排斥反应、对患者状况要求较高、供体来源少等原因,难以进行广泛有效的治疗。干细胞治疗具有很大的研究价值,骨髓干细胞具有强大的再生分化潜能,可被诱导分化为肝脏干细胞发挥免疫调节作用,修复肝损伤。在四氯化碳诱导的大鼠肝损伤模型中移植异体骨髓干细胞,可观察到其向肝细胞的分化,肝损伤导致的肝纤维化程度被降低,大鼠生存率提高。临床研究对 10 例 CHB 肝硬化患者使用自体骨髓干细胞输注治疗,患者血清学检查结果显示血清白蛋白和血红蛋白水平显著增高,生活质量均改善。治疗后 6 个月,Child-pugh 评分明显改善。连续活组织检查的病理结果显示,自体骨髓干细胞输注后肝脏细胞活性增加,并持续向肝细胞分化达 6 个月。其他如胚胎干细胞、脐带血间充质干细胞、诱导多能干细胞等均在研究中证实可能具有改善肝纤维化的潜能。但目前干细胞治疗尚有很多问题待解决,需待进一步的探究。干细胞是机体内一类具高度增殖能力,可以分化为一种或多种功能细胞的原始细胞。另外,间充质干细胞(mesenchymal stem cell, MSC)具较强的肝脏归巢能力,是治疗肝纤维化最理想的细胞。MSC 具有体外增殖性与分化的多样性,主要功能是更新器官并保持其功能。MSC 经不同途径注入机体后,在基质细胞衍生因子 1(stromal cell derived factor - 1,SDF - 1)与肝细胞生长因子(hepatocyte growth factor, HGF)的作用下归巢至肝组织,分化为肝细胞。在胎羊的体内注入人 MSC,70 天后羊肝脏内 13% 的肝细胞由人 MSC增殖分化而来。对移植男性骨髓的女性患者的研究发现 4%~38% 的胆管细胞和4%~43% 的肝细胞来源于骨髓干细胞,且在一定程度内随着时间的延长和损伤的加重而增多。MSC 移植能否在慢性肝病中改善肝功能一直存在争议。许多独立的研究发现,骨髓干细胞可以分化为成纤维细胞,促进肝纤维化进程。对四氯化碳处理的肝硬化雌鼠进行雄鼠骨髓干细胞移植,纤维化区域多达 70% 的成纤维细胞由雄鼠干细胞分化而来。胆管结扎形成的纤维化模型中,骨髓来源的干细胞转移至纤维化肝脏,并分化为沉积胶原的纤维细胞。尽管动物模型的实验结果存在争议,过去 10 年 MSC 移植的临床案例仍在逐渐增加。大量研究结果显示,MSC 通过旁分泌的形式抑制肝细胞坏死,促进肝功能恢复或者直接分化为肝细胞,使损伤的肝脏再生。Ji R 等将骨髓来源的 MSC 注入肝纤维化小鼠体内后,发现其可以分化为肝细胞而不能转化为成纤维细胞。然而,肝损伤模型中,MSC 转换为肝细胞的概率较低。Sato Y 等将 MSC 注入乙醇诱导的肝损伤大鼠体内 28 天后仅 0.5% 的肝细胞由人 MSC 转化而来,58 天后大鼠体内检测不到人 MSC相关肝细胞。di Bonzo LV 等将 MSC 注入肝损伤小鼠体内,只有很少数量(低于0.3%)的人 MSC 转化成肝细胞。转化而来的肝细胞过少无法促进肝脏功能,有学者认为只有转化来的肝细胞达到肝内总细胞数量的 2.5%~5.0%,才能起到治疗损伤肝脏的作用。

三、总结及展望

肝纤维化给人类健康带来了巨大的威胁,成为世界性的医疗难题,相关治疗方法一直是医学研究的难点和热点。目前临床用于治疗肝纤维化主要是针对原发病因、抗炎、抗氧化、降低 HSC 活性及上皮间质转化的沉积等途径。由于发病及进展过程中多因素的参与，单一的治疗措施往往具有局限性，疗效不能达到预期效果，联合治疗有望成为未来的治疗方向。近年越来越多的抗肝纤维化治疗策略出现，然而大多数仍处于实验研究阶段，尚未建立临床实验来确认可靠性。相信随着机制研究的深入和调控因子的明确，抗肝纤维化治疗这一大难题终将得到有效解决，尤其在基因治疗、干细胞治疗上具有很大前景。

第二节　中医基础研究

一、中医理论研究

1. 中医病名

肝纤维化是现代医学的概念，用于描述肝脏损害造成的一种病理形态表现。中医虽无肝纤维化的明确概念，但早从先秦时期就有了对肝纤维化病症的理解。参考中医古籍文献，根据其主要临床症状，肝纤维化可归属于中医学"胁痛""黄疸""积聚""膨胀""癥瘕""肝着"等范畴。早期肝纤维化可归属于"积聚""黄疸""胁痛"等，晚期则可归属于"臌胀"。

胁痛最早见于《素问·脏气法时论》曰："肝病者，两胁下痛引少腹，令人善怒。"又《灵枢·五邪》："邪在肝，则两胁中痛……恶血在内。"表明邪气久羁入络，毒瘀互阻，着而不行，导致胁痛。《灵枢·经脉》曰："胆足少阳之脉……是动则病口苦，善太息，心胁痛，不能转侧。"《黄帝内经》中明确指出了本病的发生与肝的密切关系，并提出感受寒热邪气，则可导致胁痛。

黄疸最早见于《素问·平人气象论》云："溺黄赤，安卧者，黄疸……目黄者曰黄疸。"又《灵枢·论疾诊尺》云："面色微黄，齿垢黄，爪甲上黄，黄疸也，安卧，小便黄赤，脉小而涩者，不嗜食。"这是中医对黄疸含义的最早论述，并且指出目黄、身黄、小便黄为黄疸病的三大主要临床症状。

积聚首见于《灵枢·五变》，其曰："人之善病肠中积聚者……恶则邪气留止，积聚乃伤；脾胃之间，寒温不次，邪气稍至，积积留止，大聚乃起。"认为积聚在肠，出现皮肤瘦薄不光泽，肌肉不坚实又不湿润。虽然两者病变部位不同，但临床表现则较为相似。《难经》中对积和聚的认识有了明确的区别。《难经·五十五难》指出："积者五脏所生，聚者六腑所成。积者阴气也，其始发有常处，其痛不离其部，上下有所终始，左右有所穷处；聚者阳气也，其始发无根本，上下无所留止，其痛无常处。"《金匮要略·五脏风寒积聚病脉证并治》进一步说明："积者,脏病也,终不移;聚者,腑病也,发作有时,辗转痛移。"

臌胀最早见于《灵枢·水胀》:"臌胀何如?岐伯曰,腹胀,身皆大,大与肤胀等也,色苍黄,腹筋起,此其候也。"《素问·腹中论》曰:"有病心腹满,旦食则不能暮食……名为臌胀。"《金匮要略·水气病脉证并治》虽未提出"臌胀"之名,但是有"肝水""脾水""肾水"的论述,这三种水病都以腹部胀大为主证,与《黄帝内经》所描述的臌胀病相似。《诸病源候论》对臌胀阐述得比较全面透彻:"聚结在内,渐生长块段,盘牢不移动者,是癥也,言其形状可征验也。"清代喻嘉言曾说过:"不病之人,凡有癥痛积块,痞块,即是胀病之根。日积月累,腹大如箕,是名单腹胀。""不病之人"就是指肝硬化的前期,也就是肝纤维化时期,没有明显的临床症状,但是到了"单腹胀"时就已经到了肝硬化的阶段了。

肝着首见于《金匮要略·五脏风寒积聚病脉证并治》,"肝着,其人常欲蹈其胸上,先未苦时,但欲热饮,旋覆花汤主之。"由于全篇论"肝着"只有这一条,而条文仅列症状,对肝着的认识历代医家有颇多争议。肝着虽未明言病因病机,本篇篇名为"五脏风寒积聚病",因此,肝着病位在肝及胸膈部,乃肝之风寒积聚所致。不通则痛,"常欲蹈其胸上"与"但欲热饮"都有促其畅通的作用,旋覆花汤更以行气血为主,表明肝着以气血不通为主要病机。

2. 病因病机

肝纤维化病因包括六淫疫毒、虫兽外伤、饮食劳倦等外因,正气亏虚、先天不足、内伤七情、脏腑经络失调等内因。《素问·通评虚实论》言:"邪气盛则实,精气夺则虚。"人体正邪消长盛衰,引起病证虚实变化。《金匮要略·脏腑经络先后病脉证》第二条:"千般疢难,不越三条。"张仲景指出了疾病发生的三个内外因途径。《灵枢·邪气脏腑病形》言:"若有所大怒,气上而不下,积于胁下,则伤肝。"肝主疏泄调情志,七情之怒气郁积肝脏经络而致病。

肝纤维化病位在肝,与脾、胃、肠、肾等关系密切。《素问·经脉别论》曰:"食气入胃,散精于肝,淫气于筋。"《金匮要略·脏腑经络先后病脉证》第一条:"见肝之病,知肝传脾,当先实脾。"木土相克,肝纤维化直接影响脾胃,脾胃失和亦可伤及肝。《灵枢·百病始生》云:"留而不去,传舍于肠胃之外,募原之间,留著于脉,稽留而不去,息而成积。"《难经·五十六难》曰:"脾之积,名曰痞气,在胃脘,覆大如盘,久不愈,令人四肢不收,发黄疸。"以上均指出邪毒留滞脾胃而致伤肝。

肝纤维化病机复杂,病变过程是由表而里,由气入血,由实而虚,虚实夹杂,特点是本虚标实。其主要病理因素有湿、热、痰、瘀、郁、毒,正气亏虚,邪毒蕴结肝络是肝纤维化病机的要点。《灵枢·百病始生》云:"留而不去,则传舍于络脉。"肝纤维化通常是正虚邪恋,肝络是邪毒浸润之所。《素问·举痛论》云:"寒气客于小肠膜原之间,络血之中,血泣不得注于大经,血气稽留不得行,故宿昔而成积矣。"《灵枢·百病始生》曰:"湿气不行,凝血蕴里而不散,津液涩渗,著而不去,而积皆成矣。"指出痰湿血瘀内蕴,久病入络,肝络受损。《金匮要略·水气病脉证并治》第八条指出:"沉则络脉虚,伏则小便

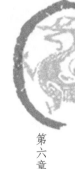

难,虚难相搏,水走皮肤,即为水矣。"正虚邪恋致肝水形成。《素问·至真要大论》曰:"诸腹胀大,皆属于热。"提出热毒致腹胀,肝在五行中属木,易动风化火而出现热毒损及肝络病证。

张良登等对先秦时期至近代有关肝纤维化的中医理论源流进行梳理,指出中医对肝纤维化的认识不断趋于完善成熟。魏、晋、隋、唐医药学全面继承发展,此期相继提出"肝王以胃气为本"说、"推陈致新"药证论、热毒内蕴肝络证治等观点。宋金元时期学派纷呈,提出气机郁结肝络证治观点,推崇脾胃学说。至明清,对肝纤维化中医认识已比较完善,经方时方通变论、痰瘀内阻肝络论、经络病证论等注重临证通变。近代的中西汇通论,则擅长从活血化瘀法及疏肝健脾活血法去论治。

周洁等整理近二十多年来的中医药抗肝纤维化的实践表明,活血化瘀法为主的抗肝纤维化治疗研究取得较大成绩,众多医家认为血瘀在肝纤维化的发展过程中起着重要作用,贯穿于肝纤维化发展的全过程,是疾病发展的关键,与肝纤维化的严重程度密切相关。正如《医学发明》曰:"血者,皆肝之所主,恶血必归于肝,不问何经所伤,必留胁下,盖主血故也。"故而"肝者,凝血之本"。

徐文洋等认为在肝纤维化的发展进程中,"阳气窒闭"始终存在,是疾病发生发展的重要环节之一。并且指出阳气阻遏,易生痰饮浊瘀,而痰饮浊瘀形成又会阻滞阳气运行,肝脏阳气不通、气机不利,肝体失其柔软冲和之性,积而成痞。慢性肝病肝纤维化病变中,"阳气窒闭"与"浊阴凝痞"因果交互,使疾病日益严重甚或积重难返。

王菊等从"主客交"和"络病"的角度论述肝纤维化的病机。肝纤维化的主要病理改变是 ECM 的合成和降解失调,导致过度的 ECM 沉积而形成组织变性,导致络道不通。以胶原为主的 ECM 过度沉积,导致肝脏络道的阻滞,络中气血运行不畅,气聚为结、津凝为痰、血停为瘀,最终郁气、凝痰、停瘀滞着络道,进一步加重胶原沉积。而胶原的主要成分为蛋白质,是机体的营养物质,过度的沉积,不能被机体利用,经年累月必致机体正气不足,真阴损伤。因此,肝纤维化"主客交"的病机实质是肝络受病,真阴耗伤,阴伤络阻。

络病学说认为络病产生的基础是邪客络脉或脏腑内伤,由气及血,因虚致瘀,痰瘀互结,日久生毒,恋于络中。络病的基本病理变化为虚、瘀、毒交织锢结,滞于络脉,既是多种慢性疾病的基础病变和共同归路,也是络病的实质所在。肝纤维化的病理状态也与络病关系密切。肝纤维化是外来之"毒"与正气不足共同导致的病变结果。外来之"毒"(湿热、疫毒、虫毒等)侵袭肝脏,加之机体正气不足以祛邪外出,留置病邪于肝络,造成肝络痹阻,当以"通络"为总的治疗原则。

3. 临证诊治

古代文献中有关肝纤维化治则是指导临证的准绳。《素问·六元正纪大论》曰:"大积大聚,其可犯也,衰其大半而止,过者死。"指出祛邪不可太过。《素问·阴阳应象大论》云:"病之始起也,可刺而已;其盛,可待衰已已。"《素问·汤液醪醴论》云:"平治于权衡,去菀陈莝,微动四极,温衣,缪刺其处,以复其形,开鬼门,洁净府。"根据正邪虚实变化而采用相应的扶正祛邪治则,或偏重于扶正,或偏重于祛邪,及综合疗法平调阴阳以治本。《神农本草经》载:"药有君、臣、佐、使,以相宣摄合和宜。"指出遣方用药应达到阴阳和合状态。《伤寒论·辨太阳病脉证并治》第五十八条:"阴阳自和者,必自愈。"阴阳调和是仲景论治的要旨,具体体现在辨证论治中。

东汉张仲景对肝纤维化有相关经典辨治。通过抓主证而实现有效的辨证论治。如《金匮要略·五脏风寒积聚病脉证并治》第六条:"肝着,其人常欲蹈其胸上,先未苦时,但欲饮热,旋覆花汤主之。"血瘀肝络,旋覆花汤行气活血,通阳散结。《金匮要略·疟病脉证并治》第二条:"结为癥瘕,名曰疟母,急治之,宜鳖甲煎丸。"肝络癥瘕,以鳖甲煎丸活血化瘀,软坚散结。《伤寒论·辨太阳病脉证并治》第一百条:"伤寒,阳脉涩,阴脉弦,法当腹中急痛,先与小建中汤。"虚、寒致痛,久痛入肝络,以小建中汤温中止痛。《金匮要略·腹满寒疝宿食病脉证治》第十条:"腹中寒气,雷鸣切痛,胸胁逆满,呕吐,附子粳米汤主之。"寒湿内蕴肝络,以附子粳米汤温中健脾运湿。

目前,肝纤维化中医辨证分型尚无统一的标准。根据定位、定性的辨证方法,结合发病后肝区不适、腹部不适、舌苔、脉象等临床表现,四诊合参进行辨证。王中甫等将肝纤维化总结为肝郁脾虚证、湿热内蕴证、气滞血瘀证、气阴两虚证及肝肾两亏证五大证型,并探究出随肝纤维化分期由 S0→S4 的增加,证型由肝郁脾虚证→湿热内蕴证→气滞血瘀证→气阴两虚证→肝肾两亏证逐渐演变。程亚伟等根据辨证结果出现频次进行排序:肝郁脾虚证、肝胆湿热证、气滞血瘀证、热郁血瘀证、气虚血瘀证、气阴两虚证、肝肾阴虚证。从整体观念和辨证论治的中医理论出发,根据肝纤维化的病因病机,制定的基本治法治则主要有清热祛湿、活血祛瘀、软坚散结、疏肝理脾、滋补肝肾等。目前,临床应用最多的方法为活血化瘀及其变法,如清热利湿化瘀、理气活血化瘀、益气活血化瘀、软坚活血化瘀等。

2006 年《肝纤维化中西医结合诊疗指南》提出肝纤维化常见证型为肝胆湿热、肝郁脾虚、肝肾阴虚。在辨证治疗时,应病证结合,基本治法与辨证论治结合灵活运用。

(1)肝胆湿热证

症状:口干苦或口臭,胁胀或痛,纳呆,胃脘胀闷,倦怠乏力,皮肤巩膜黄染,大便黏滞秽臭或干结,舌质红,苔黄腻,脉弦数或弦滑数。

治法:清热化湿。

方药:茵陈蒿汤加味。茵陈 9～30 g,栀子 6～9 g,大黄 3～9 g,黄芩 3～9 g,泽泻 6～9 g,车前子(包)9～15 g 等。

(2)肝郁脾虚证

症状:胁肋胀满疼痛,胸闷善太息,精神抑郁或性情急躁,纳食减少,脘腹痞闷,神疲乏力,面色萎黄,大便不实或溏泻,舌质淡有齿痕,苔白,脉沉弦。

治法:疏肝健脾。

方药: 逍遥散加减。柴胡 3~9 g, 芍药 6~15 g, 当归 6~12 g, 薄荷 3~6 g, 甘草 1.5~9 g, 川芎 3~9 g, 白术 6~12 g, 茯苓 9~15 g 等。

（3）肝肾阴虚证

症状: 胁肋隐痛, 遇劳加重, 腰膝酸软, 口燥咽干, 心中烦热, 头晕目眩, 失眠多梦, 双目干涩, 舌质红, 苔薄白少津, 脉弦细数。

治法: 滋养肝肾。

方药: 一贯煎加减。北沙参 6~12 g, 麦冬 6~12 g, 当归 6~12 g, 生地黄 9~15 g, 枸杞子 6~12 g, 山药 15~30 g, 山茱萸 6~12 g, 丹皮 6~12 g, 泽泻 6~9 g, 茯苓 9~15 g 等。

二、中医基础实验研究

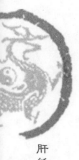

肝纤维化在病理上是由于胶原等 ECM 成分合成增加和降解不足而导致的, 表现为 ECM 在肝组织内的过度异样沉积, 从而破坏肝组织结构和肝脏生理功能, 是由慢性肝病最终发展为肝硬化甚至肝癌的必经阶段。当前大量研究表明, HSC 的激活和转化是致使肝纤维化发生的最关键环节。由各种致病因素所引起的多种肝脏疾病的病程中均伴随有不同程度的肝纤维化, 随着近年来对其发病机制的研究不断深入, 认为肝纤维化是完全可以被逆转的过程, 因此深入了解抗肝纤维化中药活性成分、中药单体、中药复方的作用机制, 对于临床寻找新的特效药物具有很大意义。

1. 中药干预肝纤维化的分子作用机制

HSC 正常情况下表现为富含维生素 A 脂滴的静止型, 与肝纤维化无关。然而, 静息态的 HSC 持续受到如肝炎病毒、酒精、淤积胆汁等各种内外刺激因素时会转变为激活态的 HSC, 被激活的 HSC 快速转变为 MFB, 而合成大量的 ECM, 异常量合成的 ECM 打破了本身的合成与降解的平衡系统, ECM 大量聚集, 而引发肝纤维化。HSC 合成胶原的量是肝细胞的 10 多倍, 肝窦状隙内皮细胞（hepatic sinusoidal endothelial cells, HSEC）的 20 多倍。HSC 一旦激活将引起肝纤维化的一系列级联反应。因此, 抑制 HSC 激活是阻止肝纤维化发生的关键要点。抑制 HSC 活化增殖、促进其凋亡和衰老, 以及静息恢复等过程中所涉及的关键分子和信号通路, 可提供肝纤维化治疗的潜在靶点。因此, HSC 是抗肝纤维化治疗的首要目标。HSC 通过多条信号通路如 P38 MAPK、PI3K/Akt、TGF-β/Smad、Notch、Ras/ERK、Wnt、Hedgehog 等参与肝纤维化的形成发展。单味中药、中药复方、中药活性成分等能通过干预分子信号通路, 从而干扰抑制肝纤维化的发生。

（1）P38 MAPK 信号通路　　P38 是 MAPK 信号通路家族的一个亚族组成。国内有学者认为, P38 MAPK 的活化与肝纤维化有密切关系。细胞因子是由免疫细胞、纤维母细胞产生的, 在肝纤维化的形成过程中起着重要作用。肝纤维化形成的过程中, 细胞因子可分为肝纤维化作用因子和抗肝纤维化作用因子两类。细胞因子网络在正常生理情况下处于一种平衡状态,遭到各种损伤因素刺激后平衡被打破,内细胞因子的合成分泌逐渐发生变化,肝纤维化作用因子就会发挥其瀑布式连锁反应,且抗肝纤维化作用因子效应渐渐减弱,终导致 ECM 代谢失衡而过度沉积,引起肝纤维化。已有研究证实,损伤时,静止状态的 HSC 活化转变成具有增殖、迁移、收缩、促进炎症和纤维生成活性的 MFB,MFB 生成与消除速度的不平衡会造成 MFB 数量的增加,而产生大量 ECM 沉积,促进肝纤维化的形成。P38 MAPK 可以降低静息 HSC 相关蛋白表达,可调节其细胞周期,改变肝纤维化的进程。羟基红花黄色素 A(hydroxysafflor yellow A,SYA)是具有单查尔酮苷类结构的化合物,菊科二年生草本红花的有效药理部位。四氯化碳联合高脂饮食诱导的小鼠肝纤维化,发现 HSYA 组 TGF-β1、金属蛋白酶组织抑制剂 1(tissue inhibitor of metalloproteinase 1,TIMP1)、TNF-α 蛋白表达明显下降,提示 HSYA 能减少促肝纤维化因子的表达,能通过调节 PPARγ/P38 MAPK 信号通路,抑制肝纤维化形成。

（2）TGF-β/Smad 信号通路　　在肝纤维化形成中,TGF-β 是占据主导作用的促纤维化细胞因子,可通过 TGF-β/Smad 通路促进肝纤维化的形成。Smad 是 TGF-β 下游信号分子,TGF-β 信号在从细胞表面受体传导至细胞核的过程中,Smad 起到关键作用,为目前所知唯一的 TGF-β1 型受体胞内底物。HSC 一旦激活将引起肝纤维化的一系列级联反应,此过程中,TGF-β 是 TGF-β/Smad 通路的启动因子。TGF-β 磷化 Smad2、Smad3 后,转移到细胞核内,Smad2、Smad3 与 Smad4 相互作用且与 DNA 复合物反应,从而使致纤因子如 TIMP、胶原纤维等表达增加。在 ECM 降解的级联蛋白水解过程中,MMP 起着关键作用,MMP 可降解各种 ECM。TGF-β 通过诱导 HSC 合成 TIMP,抑制 MMPs 的活性和表达,从而抑制 ECM 的降解,影响肝纤维化的形成。

（3）Wnt 信号转导通路　　Wnt 信号转导通路主要参与细胞的黏附、迁移、生长、分化、凋亡等,涉及多种器官纤维化过程,且对肝纤维化、肾脏纤维化、肺纤维化和心肌纤维母细胞增生纤维化的形成具有影响。Wnt 信号转导通路参与肝纤维化的过程仍与 HSC 的活化息息相关。Wnt 信号转导通路的相关基因 *Wnt4*、*Wnt5*、*Frizzled2* 受体及下游靶基因如 *Wisp1*、*Sox9*、*fibronectin*、*Fgf18*、*Wusp2*、*Msx1*、*Pitx2*、*Folistatin* 的表达上调可能会影响 HSC 的活化。

（4）Ras/ERK 信号通路　　Ras/ERK 介导的信号转导是 MAPK 信号转导通路中的一条重要通路,参与了细胞的增殖、分化、生存、凋亡等生理过程。有研究表明,激活的 HSC 上调 PDGF 受体 β 活性,自身磷酸化和二聚体化的受体激活 Ras/ERK 信号转导通路,激活后的 ERK 转位入核,磷酸化转录因子 Elk1 并调控基因表达,引起 HSC 的增殖、趋化、收缩和 ECM 的沉积。由上可知,激活 Ras/ERK 信号转导通路,使 HSC 分泌 ECM 持续增多,而促进了肝纤维化的发生发展,抑制 Ras/ERK 信号通路有望干预肝纤维化的进展。

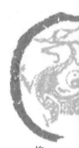

（5）Hedgehog（Hh）信号通路　　Hh信号通路在人类胚胎发育和个体成长过程中能控制细胞分化，以及组织、器官生长，人类进化过程中的一条相对保守的信号转导通路。最近研究发现，激活的Hh信号通路在非酒精性脂肪性肝纤维化的发生、发展进程中起着关键作用。HSC是引起非酒精性脂肪性肝纤维化的ECM产生和沉积的主要来源，是肝损伤修复的关键细胞。Hh信号通路激活可以促进静止期的HSC（Q-HSC）转化成有功能的成纤维细胞（MF-HSC），且使MF-HSC的生存和增殖能力相对增强。相关研究报道，Hh信号通路的抑制剂能使活化的HSC转化为静止状态。另外，HSC内Hh信号通路一旦被激活，生成大量的MF-HSC，产生大量以胶原为主的ECM和TGF-β1、PDGF等细胞因子，进一步促进HSC的转化，终导致非酒精性脂肪性肝纤维化的发生。

2. 抗肝纤维化单味中药

（1）活血药

1）丹参：丹参为唇形科多年生草本植物丹参的干燥根及根茎，据文献记载，丹参始见于《神农本草经》，是一种常见的中药。丹参，味苦，性微寒，无毒，归心、肝经，具有活血化瘀，疏经通络，清心除烦之效。在大鼠肝纤维化模型的试验中，丹参可以在抑制大鼠肝组织TIMP-1 mRNA表达的同时，促进MMPs mRNA的表达，达到促进ECM的降解的效果。另有实验发现丹参的一种水溶性活性提取单体IH764-3在降低大鼠肝脏内胶原沉积的同时，相较于模型组还能显著下调TIMP-1蛋白表达；且丹参单体IH764-3组的TGF-β1合成量比模型组降低32.5%，说明丹参单体IH764-3可能通过抑制TGF-β1的合成下调TIMP-1 mRNA的表达。

2）莪术：为姜科植物蓬莪术，味辛、苦，性温，归肝、脾经，具有破血行气，消积止痛之效。莪术提取物对肝纤维化的干预作用，能通过抑制HSC的增殖和ECM的合成而实现，可能通过抑制HSC LX2增殖和Ⅰ型胶原合成，提高MMP-1蛋白的表达，发挥抗肝纤维化作用。有研究者指出莪术提取物的抗肝纤维化效应可能与干扰ANGⅡ的分泌、部分阻断ATIR的表达，而下调TGF-β1的纤维化效应有关。另有研究指出莪术油能通过抑制HSC T6细胞的IL-6、金属蛋白酶抑制物表达，降低对MMPs的抑制，而使MMPs对ECM的降解增强。研究发现莪术醇通过抑制HSC T6细胞TGF-β1、P450a表达，降低氧应激和脂质过氧化反应，抑制HSC活化和ECM生成，而达到抗肝纤维化作用。有实验表明，莪术提取物β-榄香烯可抑制HSC的RasⅡ分泌和RasⅡ1型受体mRNA表达，减少HSC活化。β-榄香烯对四氯化碳肝纤维化大鼠具有拮抗作用，通过抑制HSC激活，降低TGF-β1、α-SMA在肝组织中的表达，减少ECM在肝脏中的沉积，从而延缓肝纤维化的进程。三棱、莪术通过减少IL-1、IL-6、TGF-α的合成与释放，发挥抗肝纤维化作用，抗肝纤维化过程中具有免疫调控作用。另有研究者认为，三棱、莪术通过调节细胞凋亡相关蛋白Bax、Bcl2表达，抑制细胞凋亡，达到抗肝纤维化作用。研究表明三棱、莪术能提高肝纤维化大鼠血清总蛋白、白蛋白及A/G

肝纤维化中西医结合诊疗的临床实践

比值,降低肝功能相关指标的作用,能改善猪血清所致肝脏组织病理学变化,而提示三棱、莪术有保护肝细胞,减轻肝细胞变性坏死,恢复肝细胞结构和功能,减少纤维组织增生,阻止纤维化发展的作用。

3) 姜黄:姜黄为姜科植物姜黄的干燥根茎。味辛、苦,性温,归肝、脾经,具有破血行气,通络止痛之效。姜黄的根茎中提取物姜黄素为酸性多酚类物质,主链为不饱和脂族及芳香族基团,药理研究表明,在体外可以通过阻断 ERK 信号转导通路,抑制 HSC 的活化。有研究从 Hh 信号通路如何促进肝祖细胞生成,如何激活上皮细胞-间充质细胞转换(epithelial - mesenchymal transition,EMT)及肝脏血管重塑 3 个方面,检测 Hh 信号通路可作为药物治疗急慢性肝损伤疾病促使肝脏再生性修复反应的作用靶标。探讨姜黄素抑制 HSC Hedgehog 信号通路抗肝纤维化作用的研究认为,活化的 HSC 转变为 MFB 时,胞内的能量代谢方式可能依赖于糖酵解途径,且与其活化存在一定关联,中药活性成分姜黄素能通过阻断 Hh 信号通路,抑制 HSC 内糖酵解的过程。

4) 菊苣:菊苣是菊科菊苣属多年生的草本植物,原产于欧洲地区,目前在国内较为广泛地分布于新疆南部及其周边的地区,是维吾尔族和蒙古族的常用药材,常取其地上干燥部位及根入药。据记载菊苣具有清肝利胆、利尿消肿、健胃消食、清热解毒的医疗功效,维医将其广泛应用于临床上肝肾疾病的治疗。菊苣提取物对乙醇引起的肝损伤小鼠的肝肿胀有一定抑制作用,使 ALT、AST、CHO、TG、SOD、GSH - Px、MDA 及 NO 向正常水平恢复,能改善肝脏病变状况,提示菊苣对乙醇引起的小鼠肝损伤有一定的保护作用。此外研究表明,毛菊苣提取物对四氯化碳及硫代乙酰胺所致的大鼠肝纤维化具有明显的保肝降酶作用,对其病理有明显的改善,可减轻肝细胞浊肿,气球样变性显著减少,炎性细胞浸润,使得肝功能得到一定的改善。

(2) 补虚药

1) 黄芪:黄芪为豆科草本植物蒙古黄芪、膜荚黄芪的根。黄芪味甘,性微温,归肺、脾、肝、肾经,具有升阳固表,排脓生肌,补中益气,利水消肿之效。实验发现,对于胆汁淤积型肝纤维化大鼠模型,经黄芪多糖干预后的大鼠死亡率和肝组织 Hyp 含量显著降低,肝纤维组织的增生程度出现明显改善,证明黄芪多糖对胆汁淤积型肝纤维化具有良好的治疗效果。研究表明,在使用四氯化碳造肝纤维化的大鼠模型实验中,黄芪给药组较模型组的肝纤维化程度较轻,可见有间隙的纤维间隔形成并有少量的胶原纤维沉积。另有实验研究表明,中药丹参和黄芪配伍应用对四氯化碳诱导的大鼠肝纤维化模型有非常明显的治疗作用,使得肝脏内胶原含量有所下降,纤维化程度较应用单味药有明显减轻,经黄芪灌胃的模型组大鼠肝脏内 MMP - 1 水平明显升高,TIMP - 1 水平明显下降,促使 ECM 降解,减轻肝纤维化病情。

2) 冬虫夏草:冬虫夏草为麦角科真菌寄生在鳞翅目蝙蝠蛾科昆虫蝙蝠蛾上的干燥虫体。冬虫夏草,味甘,性平,归肾、肺经,具滋肝益气、止血化痰、补肺阴益肾阳之效。研究发现,冬虫夏草能通过下调 Smad3 和 TGF - β 的基因表达与蛋白分泌,抑制 ECM

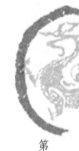

在肝脏内的合成和积聚,从而抑制肝纤维化发展,在肝纤维化后期,冬虫夏草能够抑制胶原纤维的合成。研究中证明,冬虫夏草组 Smad3 基因的表达较模型组明显降低,说明冬虫夏草可能通过下调 Smad3 基因的表达,抑制肝纤维化的形成。另有研究显示,冬虫夏草、发酵虫草菌粉和蛹虫草菌粉胶囊对人 HSC(LX-2)有明显的抑制作用。

（3）清热药

1）苦参：苦参为豆科苦参属植物的干燥根,味苦,性寒,归心、肝、胃、大肠、膀胱经,具有清热除湿,抗炎杀菌,利尿之效。苦参素是从苦参中提取出的混合型生物碱,临床上常用于 CHB 肝纤维化的治疗。实验证明,经苦参素处理的肝硬化模型大鼠的肝组织中 MMP-13 表达显著增加,且Ⅰ、Ⅲ型胶原的表达显著降低,说明苦参素可能通过促进 MMP-13 的表达来抑制 HSC 的激活,Ⅰ、Ⅲ型胶原的合成及分泌,达到改善肝纤维化的目的。苦参素还能通过使 HSC 的增殖和凋亡在肝脏内保持动态平衡,抑制 ECM 的产生,起到其抗肝纤维化的作用。但目前在临床上,由于苦参对肝纤维化的研究还需进一步深化,其有效作用成分也不十分明确,因此苦参多用于与其他药物联合使用对肝纤维化进行治疗。

2）胡黄连：胡黄连为玄参科多年生草本植物,其味苦,性寒,无毒,归心、胃、肝、大肠经,具有清虚热、除疳热、消湿热之效。胡黄连苷Ⅱ为胡黄连中的一种有效成分,具有明显的保护肝损伤、抗氧化的功效。实验证明,胡黄连苷Ⅱ通过清除肝细胞(L-02 细胞株)内的活性氧对 H_2O_2 引起的肝损伤具有明显的保护作用。

3）汉防己　　汉防己为防己科植物粉防己的干燥根,始见于《神农本草经》。其味苦,性寒,入膀胱、脾、肾经,具有利湿消肿,祛风止痛之效。汉防己甲素是从粉防己根中提取出的生物碱。防己甲素的抗肝纤维化作用可能与其能够使纤维母细胞发生病变相关,汉防己甲素还能够使病理模型组动物肝内的Ⅰ型胶原含量降低,而Ⅲ型胶原无明显变化,说明汉防己甲素能延缓肝纤维化的进展。此外,还有动物和临床试验发现,汉防己甲素具有抑制 HSC 增殖和转化的作用,并且抑制 HBV 的复制,可以用于肝纤维化的防治。

此外,当归、桃仁、川芎、赤芍、红花、三棱、三七、泽兰等活血化瘀药,疏肝理气的柴胡,健脾渗湿益气的甘草、茯苓,益气补虚的党参等药物,在实验中均已证实有抗肝纤维化作用,但其具体的作用机制还有待于进一步研究。

3. 抗肝纤维化中药活性成分

（1）黄酮类

1）黄芩苷：黄芩苷是从唇形科植物黄芩根中分离出来的一种黄酮类化合物。对于四氯化碳所致的小鼠亚急性肝纤维化模型,黄芩苷有明显的保护作用,其作用机制可能是通过抑制 TGF-β1 的表达而发挥抗肝纤维化功效。经进一步研究表明,黄芩苷可能是通过抑制肝纤维化相关因子如 TGF-β1、PDGF 和 TNF-α 的表达,发挥其抗肝纤维化的作用。黄芩苷还可通过其他途径对肝组织形成保护作用,在相关实验中,对四氯化碳

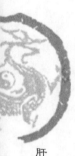

所致的大鼠慢性肝纤维化模型进行腹腔注射黄芩苷,能够有效地改善其肝纤维化程度,分析可能与降低 TGF-β1、TNF-α 等的含量及抑制 PDGF-β 受体的表达有关。

2) 二氢黄酮:二氢黄酮为一种黄酮类衍生物,在植物界中常以游离或结合型存在,如葡萄柚皮、佛手果实及橙皮中均有二氢黄酮的存在。以柚皮素为例,对于经二甲基亚硝胺所诱导的大鼠肝损伤模型中,给予柚皮素后的模型大鼠经肝组织检查后发现其肝脏中 HSC 的数量明显降低,说明柚皮素对二甲基亚硝胺所致的肝损伤大鼠具有显著的护肝作用和抗肝纤维化功效。

3) 其他黄酮类:水飞蓟素是从菊科植物水飞蓟的果实中提取的一种黄酮木质素类化合物,包括 4 个同分异构体,其中其主要药理作用的是水飞蓟宾。相关科学实验的研究表明,对乙醇性肝纤维化模型大鼠经灌胃给予水飞蓟宾高、中、低剂量组后,其肝内 Hyp 含量、Ⅲ型前胶原和Ⅳ型胶原含量与模型组相比有明显的下降,肝细胞水肿、坏死情况得到明显改善,汇管区结缔组织增生程度不明显,说明水飞蓟宾对乙醇性肝纤维化具有良好的治疗效果。此外,还有研究表明,经注射四氯化碳所致的肝纤维化模型大鼠灌胃给予水飞蓟宾 4 周和 6 周后,CTGF 的表达显著减少,间接产生抑制 HSC 增殖和胶原沉积的作用。

(2) 多糖　　多糖是由至少 10 个单糖组成的高聚碳水化合物,是许多植物药材的主要活性成分之一。目前临床上已公认多糖具有抗病毒、抗癌、降血糖及免疫调节等诸多功效。多糖种类繁多,现以黄芪多糖和虫草多糖为例介绍其抗肝纤维化的研究进展。

1) 黄芪多糖:黄芪多糖(astragalus polysaccharide, APS)是植物药黄芪中非常重要的一类有效活性成分。研究表明,经 APS 高剂量组干预后的大鼠肝纤维化程度较模型组有明显的改善,肝纤维化四项的水平有明显降低,Ⅰ型胶原含量减少,说明 APS 对四氯化碳所致的大鼠肝纤维化模型有明显的治疗作用,其机制可能与抑制胶原合成与分泌有关。另有研究发现,在皮下注射四氯化碳制备大鼠肝纤维化模型的同时给予 APS 的主要组分 FAPS 干预 8 周后,大鼠肝组织中 Hyp 含量,Ⅳ型胶原水平,血清 ALT、AST、ALP 活性均显著降低,说明 APS(FAPS)对四氯化碳所致大鼠化学性肝纤维化有一定的修复作用。

2) 虫草多糖:虫草多糖是从冬虫夏草菌丝中提取的一类半乳甘露聚糖。据现代药理学研究显示,虫草多糖具有护肝肾、抗氧化、抗癌和免疫调节等功效。研究表明,虫草多糖对二甲基亚硝胺诱导的大鼠肝纤维化有显著的治疗效果,其肝组织内 Hyp 的含量和血清肝功能指标显著降低,胶原染色结果也显示胶原含量较模型组有明显下降,表明虫草多糖具有抗肝纤维化和缓解肝损伤的功效,提示其作用机制可能是降低肝组织内Ⅰ、Ⅳ型胶原含量和促使 MMP-2 的表达增多。

(3) 萜类

1) 倍半萜:倍半萜如青蒿琥酯,青蒿琥酯是青蒿素的水溶性衍生物,青蒿素是从菊科植物黄花蒿中分离纯化得到的倍半萜内酯类化合物,主要用于疟疾等疾病的治疗。

近来研究表明,青蒿琥酯可以阻止四氯化碳所致肝纤维化小鼠的肝内胶原在肝小叶附近积聚,并抑制活化的 HSC 持续增殖,导致 TIMP-1 的表达减少,间接增强 MMP-1 的活性,加速对胶原的降解。此外有实验表明,青蒿琥酯有降低 Ⅰ、Ⅲ 型胶原表达的作用。由此可见,青蒿琥酯可以通过多种方式发挥其抗肝纤维化的药理作用。

2) 四环三萜:三七总皂苷(notoginseng total saponins)又名三七总苷,是五加科植物三七 *Panax notoginseng*(Burk.)F.H.Chen 的主要有效活性成分。三七总苷主要包括人参皂苷 Rb1、人参皂苷 Rg1、三七皂苷 R1,属于四环三萜类化合物。研究表明,经免疫组织化学观察三七总皂苷能减轻四氯化碳造成的小鼠肝纤维化程度,并提示其可能通过抑制 Ⅰ、Ⅲ 型胶原和 TGF-β1 表达发挥作用。另外,从 mRNA 水平观察,三七总皂苷能抑制肝纤维化大鼠 TIMP-1 并促进 MMP-13 的表达,促进胶原降解。

3) 五环三萜:熊果酸(ursolicacid,UA)又名乌索酸,是一种广泛分布于植物药材(如连翘、山楂、女贞子等)中的五环三萜类化合物,具有抗炎杀菌,降血糖,抗胆汁淤积及恢复肝功等作用。日本学者的研究结果表明,UA 在诱导 MFB 凋亡的同时,并不会对正常的肝细胞或静息态的 HSC 产生促凋亡的效果。在熊果酸对大鼠 HSC 增殖抑制作用及对 TGF-β1 表达的影响的研究中发现,熊果酸能够使 HSC 中 TGF-β1 基因和蛋白的表达下调,且存在剂量依赖性,可能是熊果酸抗肝纤维化的分子机制之一。

4. 抗肝纤维化中药复方

(1) 活血化瘀类　　大黄䗪虫丸具有破血逐瘀,祛瘀生新的功效。动物实验研究表明大黄䗪虫丸对四氯化碳及牛血清白蛋白所致肝纤维化均有显著逆转效果。该药可通过抑制肝纤维化组织 α-SMA 的表达来防治大鼠免疫性肝纤维化。

汉丹肝乐具有活血化瘀,通络软坚的功效。动物实验研究证实该药对四氯化碳、胆总结扎等原因所致肝纤维化均有显著的疗效。另外,该药可通过抑制 PI3K/Akt 信号通路,促进 HSC 的凋亡来发挥抗肝纤维化的作用。

复方 861 合剂是由丹参、黄芪、鸡血藤等组成。有临床研究发现该药能显著逆转 HBV 所致肝纤维的作用。动物实验研究发现该药对 DMN、人血白蛋白等因素所致肝纤维化也有逆转效果。此外,细胞水平的研究证实,复方 861 合剂可抑制 HSC 的增殖,进其凋亡,可通过调控 MMP-1、TIMP-1 的表达来抑制 ColⅢ 和 TGF-β1 的转录,而抑制胶原合成。

肝复康由丹参、黄芪、当归等中药组成。研究肝复康对四氯化碳诱导的肝毒性肝纤维化大鼠的作用,发现该药可显著降低大鼠肝纤维化指标,显著下调 MMP-2 和 TIMP-1 的表达。进一步研究发现该药能通过抑制 HSC 的增殖和胶原合成,下调 Wnt/β-catenin 信号通路来产生抗肝纤维化作用。

鳖甲煎丸(鳖甲胶、阿胶、蜂房、鼠妇虫、土鳖虫、蜣螂等)治疗四氯化碳小鼠肝纤维化模型。结果表明鳖甲煎丸能下调 PDGF、鼠肉瘤病毒蛋白、肝组织细胞外信号调节酶蛋白的表达,通过 PDGF 介导的 Ras/ERK 信号转导通路减轻对肝纤维化的损害。

肝纤维化中西医结合诊疗的临床实践

另有研究通过检测肝纤维化大鼠肝组织 TGF－β1/Smad3 mRNA 的水平及肌动蛋白 α（α-SMA）的表达，进一步探究鳖甲煎丸抗肝纤维化的作用机制，证实鳖甲煎丸可下调肝纤维化大鼠肝组织 TGF－β1 mRNA 及 Smad3 mRNA 的表达，抑制肝纤维化大鼠肝组织 α-SMA 蛋白表达、抗肝纤维化。

复方鳖甲软肝片具有益气养血，软坚散结，化瘀解毒等功效。该药作用于四氯化碳诱导的肝纤维化大鼠，再次证明了该药对肝纤维化的治疗作用，在动物和细胞水平证实其抗肝纤维化效果是通过抑制 TGF－β/Smad 信号转导通路产生的。

（2）扶正类　　扶正化瘀方（又名 319 方）由虫草菌丝、丹参及桃仁等药物组成。有研究通过高脂、蛋氨酸-胆碱缺乏饮食建立小鼠非酒精性脂肪肝纤维化模型，扶正化瘀方（丹参、冬虫夏草、桃仁、五味子、绞股蓝、松花粉）和血晶素干预，检测小鼠血清中 α-平滑肌肌动蛋白（α-SMA）、巨噬细胞炎性蛋白-1α 含量，研究其抗肝纤维化的作用及机制，证实扶正化瘀方通过抑制 HSC 活化、下调缺氧诱导因子-1α 及其下游血管生成相关表达抗肝纤维化。另有研究以扶正化瘀方研究胆管阻塞性肝纤维化模型大鼠，发现扶正化瘀方可有效减轻胆总管结扎诱导的肝纤维化大鼠的肝损伤及改善纤维化，有效降低胆总管结扎诱导的肝纤维化大鼠血清中肝纤维化指标含量，作用机制可能与其抑制 TGF－β1 的表达有关。在扶正化瘀方干预治疗皮下注射四氯化碳联用乙醇建立大鼠肝纤维化模型的研究中，实验组大鼠 ALT 明显降低，纤维化指标 HA、LN 显著下降，组织病理显示其炎症及肝纤维化显著减轻，实验组肝组织 CTGF 表达低于对照组，推测扶正化瘀方抗肝纤维化可能与其抑制 CTGF 的表达相关。另有研究采用Western-blot、RT－PCR 法研究扶正化瘀抗纤方（生黄芪、桃仁、丹参、水蛭、大黄、冬虫夏草）对四氯化碳建立大鼠肝纤维化模型的抗肝纤维化作用，发现扶正化瘀抗纤方能显著降低肝纤维化大鼠肝组织中 TGF－β1、PDGF 的表达，减轻大鼠肝损伤及纤维化。有研究用皮下注射四氯化碳的方法建立小鼠肝纤维化模型，用 Target Scan 及 PITA 数据库预测 miRNAs 靶基因，用 DAVID 数据库对所预测的靶基因进行功能及信号通路分析，发现扶正化瘀方通过下调 miR－322、miR－342－3p 及 miR－296－5p 的表达，调节相关功能抗肝纤维化。在扶正化瘀方治疗四氯化碳大鼠肝纤维化的转录组学和蛋白质组学分析中，表明扶正化瘀方抗肝纤维化的作用是多途径的，包括调节花生四烯酸代谢，视黄醇代谢，细胞色素 P450 代谢和上调 ugt2a3、CYP2B1、cyp3a18。

壮肝逐瘀煎具有补益脏器、祛瘀解毒的功效。采用四氯化碳复合因素诱导大鼠肝纤维化，现该药可通过调控 TGF－β1、TβRⅠ/TβRⅡ、Smad3、Smad4、Smad7 的表达来治疗肝纤维化。此外，在该药基础上经模糊数学优化而成的柔肝化纤颗粒也表现出较好的抗肝纤维化效果。

安络化纤丸具有健脾养肝，凉血活血，软坚散结，化瘀生新等功效。该方对 CHB、肝炎肝硬化患者血清肝纤维化指标有降低作用。研究发现安络化纤丸对四氯化碳诱导的小鼠肝纤维化具有良好的治疗作用，作用机制可能与降低肝组织 TIMP－1 浓度及血

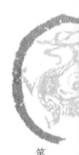

清 HA、LN、PCⅢ、ColⅣ水平有关。

化痰活血扶正方(丹参、黄芪、白芥子、白术)治疗四氯化碳致肝纤维化大鼠,实验结果表明化痰活血扶正方能显著提高 SOD、GSH - Px 活性,降低丙二醛(malondialdehyde,MDA)水平抑制自由基的产生,促进自由基的清除,有效改善肝功能,抑制胶原纤维合成与释放,有抗肝纤维化作用。

(3) 清热化浊类　茵陈蒿汤为最典型的清热祛湿类方剂之一,治疗湿热黄疸之常用方。该药能通过抑制 HSC 的活性来治疗蛋氨酸-胆碱缺乏饮食诱导的大鼠肝纤维化。在四氯化碳,以及猪血清诱导的肝纤维化动物水平证实该药有抗肝纤维化作用。该药可改善 DMN 诱导的大鼠肝纤维化,证实其抗肝纤维化机制可能与调控 KCs,抑制相关炎症因子的释放,参与调控 MAPK 通路有关。

玉杖丹(金钱草、虎杖、郁金等)有除湿退黄,通淋排石等功效。在四氯化碳所致肝纤维化大鼠上发现玉杖丹能显著降低了肝纤维化血清指标、TGF - β1 和 α - SMA 的水平。

复方六月青,称复方六月雪,有清热解毒、利湿退黄的功效。该药能显著缓解四氯化碳所致肝损伤和肝纤维化。并证实该药能显著减轻脂质过氧化,通过调节 TIMP - 1 和 MMP - 2 来促进细胞外基质降解,通过下调 Bcl - 2 mRNA、a - SMA 和 TGF - β1 蛋白的表达来诱导 HSC 凋亡。

化浊解毒方(茵陈、黄连、田基黄、绞股蓝等)治疗肝纤维化模型大鼠,证实化浊解毒方经 JAK/STAT 通路下调 PDGF、CTGF、单核细胞趋化蛋白 1(monocyte chemoattractant protein - 1, MCP - 1)及 IL - 13 等表达,降低其含量,对抗肝纤维化。另有研究参照此方同法治疗,发现化浊解毒方通过改善肝纤维化大鼠肝组织中 Col Ⅰ、Col Ⅲ含量,减少 MCP - 1 及 IL - 13 表达发挥抗肝纤维化作用。

肝复健方(茵陈、虎杖、绞股蓝、田基黄、红景天、鳖甲、三棱等)持续干预肝纤维化大鼠,放射免疫分析法测定大鼠血清中 HA,LN,PCⅢ、Ⅳ - C 水平,揭示肝复健方通过抑制瘦素水平及其受体OB - Rb mRNA 表达、提高金属蛋白酶 - 1 mRNA 表达、下调 JAK2/STAT3 信号通路抑制 HSC 活化抗肝纤维化。

清香散功善清热祛湿,化瘀扶正消积。清香散可有效防治复合因素所致大鼠肝纤维化,且其作用机制可能是通过抑制 TGF - β1 及信号转导分子 Smad4 的表达实现的。

(4) 疏肝健脾类　小柴胡汤功擅和解少阳,清泻热结。在猪血清和 DMN 所致肝纤维化大鼠及细胞等多个水平证实该药可通过抑制肝实质细胞和 HSC 脂质过氧化反应来起到治疗肝纤维化的作用。在胆管结扎肝纤维化大鼠模型上发现小柴胡汤可剂量依赖性的调节 TGF - β1、PDGF、IL - β 和 TNF - α 等因子,发挥抗肝纤维化效果。在原方基础上加入人参、白术、茯苓、鳖甲、穿山甲等(四逆散加味方),发现该药能明显缓解猪血清所致大鼠肝纤维化。

柴胡疏肝散载于明代张景岳《景岳全书》,是疏肝理气法的代表方。在采用猪血清腹腔注射诱发大鼠肝纤维化的研究中,发现柴胡疏肝散有明显的抗肝纤维化作用,其机

肝纤维化中西医结合诊疗的临床实践

制可能与抑制 IL-1 和 TNF-α 释放,阻遏 $TGF-\beta_1$ 和 $\alpha-SMA$ 基因表达有关。

逍遥散来源于《太平惠民和济局方》,具有疏肝解郁、养血健脾的功效。临床上广泛应用于治疗慢性肝病、肝硬化及肝纤维化等疾病。有实验采用硫代乙酸胺诱导大鼠肝纤维化模型,结果显示恩替卡韦联合逍遥散联合治疗组的肝脏表现为表面平滑,肝结构正常,肝细胞结构的破坏最小,且显著降低了 AST、ALT、TNF-a 浓度。推测恩替卡韦联合逍遥散可有效抑制促肝纤维化细胞因子 TNF-a 的表达,其机制可能与其阻断纤维化形成过程中细胞因子的网络传递有关。有研究运用代谢组学方法探讨逍遥散对大鼠肝纤维化保护作用,认为逍遥散通过改善肝功能、调节脂肪酸代谢、促进氨基酸生成等多方面作用来治疗肝纤维化。另有研究以四氯化碳诱导大鼠肝纤维化模型,推测逍遥散抗肝纤维化机制可能是抑制肝脏胶原纤维蛋白合成与分泌,清除自由基,减少脂质过氧化反应,保护肝细胞及其膜稳定性,维持肝细胞的正常结构和防止肝细胞内物质释放,增强肝脏蛋白补偿功能,提高肝脏代谢能力,促进肝功能恢复。在采用胆管结扎法复制大鼠肝纤维化病理模型实验中,发现高剂量的逍遥散可显著降低因胆管结扎而致肝纤维化大鼠肝功能及肝纤维化指标水平,表明逍遥散对其具有保护和治疗作用。另有实验通过逍遥散及其加减来研究肝纤维化大鼠肠道菌群结构、门静脉内毒素水平的变化,探讨"肝病实脾法"抗肝纤维化的可能作用机制。结果表明,与模型组比较,逍遥散及其加减组 ALT、AST、门静脉内毒素水平有所下降,且肠道菌群多样性及构成与正常大鼠相似,提示逍遥散能够改善肝纤维化,部分恢复肠道菌群正常结构,降低内毒素。

近年来被证实具有抗肝纤维化作用的中药、中药复方及中药活性成分的防治机制,旨在为中药材及单体化合物治疗肝纤维化的研究提供更加明确的理论基础和科学依据,各类科学研究也证实中药对肝纤维化有着积极的治疗效果和广阔的应用前景。

第三节　中医临床研究

"肝纤维化"是现代名词,但在古文献中皆有相类似临床表现的病症的记载。近半个世纪来,中医药抗肝纤维化取得了快速发展,并且势头看好,有人对其发展经历归纳为经验总结、实验探索和循证医学研究 3 个阶段。20 世纪 70 年代前为经验总结期,关幼波、王玉润等老一辈肝病大家做了不少工作。20 世纪 70~90 年代为实验研究时期,较多地开展了中药抗肝纤维化的实验研究,代表性研究包括强肝软坚汤、丹参、桃仁及其提取物、甘草甜素等。20 世纪 90 年代以后开展临床试验,并加强了作用机制研究,彰显了中医药抗肝纤维化的治疗学优势。主要体现在研发出复方鳖甲软肝片、扶正化瘀胶囊(片)等几种国家药监局批准的抗肝纤维化中成药产品,发现了鳖甲煎丸、小柴胡汤等中成药和经典方剂具有抗肝纤维化作用并探讨其机制,形成了《肝纤维化中西医结合诊疗指南》,提出了慢性病毒性肝炎抗病毒和抗纤维化"双抗"疗法并初步建立了慢性肝病病因治疗和抗肝纤维化中药联合应用的治疗新策略,明确了慢性肝病原发病治疗不能代替抗肝纤维化治疗,开展了大量的肝纤维化中医辨证分型治疗和经验方、协定方治疗及其作用机制的探索和临床研究。

一、单味中药、中药提取物及中药成分单体抗肝纤维化的临床研究

初步研究表明中药饮片丹参、三七、桃仁、红花、赤芍、当归、川芎、莪术、郁金、姜黄、大黄、苦参、黄芪、甘草、茯苓、柴胡、防己、冬虫夏草、党参、升麻、杠板归等具有抗肝纤维化作用。丹参酮注射液、苦参素(氧化苦参碱)胶囊(针剂)、复方丹参注射液、川芎嗪注射液、灯盏花素注射液、齐墩果酸、葫芦素 B、甘草甜素、汉防己甲素、大黄素、柴胡皂苷、姜黄素、水飞蓟素等中药提取物制剂具有抗肝纤维化功效。丹参是公认具有抗肝纤维化的中药,对丹参的研究最多、最典型。丹参注射液是公认具有抗肝纤维化的中药针剂,俞氏以每天 20 mL 治疗 CHB 120 例,不仅肝功能明显改善,而且治疗后 LM、HA、Ⅳ-C 明显下降($P<0.01$),与对照组一般保肝、对症治疗比较 $P<0.01$。雷伍国等研究发现丹参注射液能缩小门静脉系统内径,降低肝硬化患者门静脉压。安峰等应用丹参注射液治疗肝炎后肝硬化患者 50 例,与治疗前和对照组相比,肝纤维化指标明显下降,临床取得较好的疗效。欧阳钦等以苦参素与丹参联合应用,检测血清 HA、PCⅢ、LN、Ⅳ-C 等指标,表明对 CHB 肝纤维化有明显的抗肝纤维化作用。还有以丹参注射液联合核糖核酸和联合苦参碱的,均显示了其良好的抗肝纤维化作用。有学者研究发现丹参能缩小门静脉系统内径,降低肝硬化患者门静脉压。有报道丹参酮ⅡA 联合苦参素治疗肝纤维化,治疗后肝纤维化患者血清学肝纤维化指标显著改善。有报道用氧化苦参碱治疗 CHB 肝纤维化,结果治疗组 HA、LN、PCⅢ、Ⅳ-C 标志物下降明显。灯盏花素是从菊科飞蓬属植物灯盏花中提取出来的,主要成分是灯盏乙素,有报道以灯盏细辛注射液治疗 CHB 肝纤维化 45 例,患者肝功能、肝纤维化血清学指标及 B 超声像图指标显著改善。汉防己甲素又称粉防己碱,是从防己科植物防己根中提取的双苄基异喹啉类生物碱之一,对 PCⅢ、HA 和肝内炎症等均有明显抑制。

中药杠板归系蓼科蓼属植物杠板归的全草,又名贯叶蓼、河白草、蛇见退。研究认为杠板归中的有效成分槲皮素具有清除自由基、抗氧化、抗 HBV、抑制 HSC 增殖与活化、抑制胶原合成、保肝等作用。槲皮素可抑制 TGF-β1 信号通路,包括 TGF-β1、纤维连接素表达及结缔组织生长因子的基因表达,具有潜在的抗肝纤维化治疗作用。杠板归中的有效成分金丝桃苷在镇痛、抗自由基损伤及免疫调节方面具有较好的作用,能显著促进 T、B 细胞增殖,增强 T 细胞产生 IL-2 的能力。

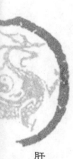

二、中成药抗肝纤维化临床研究

报道用于治疗肝纤维化的中成药也不少，《肝纤维化中西医结合诊疗指南》推荐的药物有扶正化瘀胶囊（片）、复方鳖甲软肝片、大黄䗪虫丸、鳖甲煎丸。这些也是研究和临床报道较多的药物。其中扶正化瘀胶囊、复方鳖甲软肝片、大黄䗪虫丸、鳖甲煎丸、安络化纤丸已在第四章第一节中论述，这里不再赘述。

强肝胶囊，由茵陈、板蓝根、当归、白芍、丹参、郁金、黄芪、党参、泽泻、黄精、地黄、山药、山楂、神曲、秦艽、甘草制成，功能清热利湿、补脾养血、益气解郁，临床研究具有抗肝纤维化作用。参珠胶囊含丹参、珍珠草、桃仁、黄芪、茯苓等，高凤琴等以其治疗 CHB 肝纤维化 174 例，表明能明显改善症状和体征，明显改善肝功能和 HA、LN、PCⅢ、Ⅳ-C，与对照组大黄䗪虫丸比较有显著性差异。其他成药抗肝纤维化还有覃后继以甘利欣联合香丹注射液治疗 CHB 80 例，治疗前后及与对照组单用甘利欣比较均有显著性差异。成娟等以肝苏颗粒联合复方丹参片治疗肝纤维化 38 例治疗后 PCⅢ、HA、LN 显著下降（$P<0.05$），并与单用肝苏颗粒或单用复方丹参片比较有显著性差异。方平等用复方丹参滴丸、生大黄散（6 g，隔日 1 次）治疗肝纤维化时 HA、PCⅢ、LM 明显下降。

在选用抗肝纤维化中成药时仍然要坚持辨证论治的原则，如对瘀血明显的用可大黄䗪虫丸，对肝脾肿大的可用鳖甲煎丸，对偏于肝肾亏虚的可用扶正化瘀胶囊。

三、中医经典方剂治疗肝纤维化的临床研究

从文献报道看，治疗肝纤维化常用的经典方剂主要有小柴胡汤、四逆散、柴胡疏肝散、逍遥散、血府逐瘀汤、茵陈蒿汤、甘露消毒丹、一贯煎和下瘀血汤等。邓耀泽通过柴胡疏肝散加减治疗肝纤维化患者发现研究组患者临床疗效优于对照组，肝纤维化时肝功能等指标明显改善。占伯林等报道逍遥散加减治疗 CHB 可改善临床症状和促进肝功能恢复，降低肝纤维化指标。陈丹丹等研究将常规护肝治疗的 120 例 CHB 肝纤维化患者随机分为对照组、大黄䗪虫丸组和小柴胡汤组，3 组均治疗 4 个月，结果 3 组肝功能和血清肝纤维化指标均有改善，但小柴胡汤组改善更为明显，说明小柴胡汤具有明确的抗肝纤维化作用。王付等观察四逆散加味治疗肝纤维化的临床疗效，治疗组和对照组均予常规保肝治疗，治疗组加用四逆散，结果显示治疗后治疗组与对照组总有效率分别为 96%、81%，两组比较差异有统计学意义（$P<0.01$），肝功能、肝纤维化指标，以及肝、脾 B 超等指标治疗组较对照组改善更明显（$P<0.01$）。王宏论等临床对照研究认为青蒿鳖甲汤辨证加减的抗肝纤维化作用比大黄䗪虫丸疗效更好。

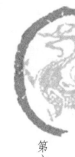

四、中医辨证分型治疗肝纤维化及肝纤维化中医治法研究

辩证论治是中医治疗疾病的重要特色,也是中医治疗灵活性的表现,但各家具体经验不同,辨证分型不一。

如王志武把肝炎肝纤维化的中医辨证分为气虚血瘀、气滞血瘀和热郁血瘀 3 种证候类型。治疗大法以活血化瘀贯穿始终。气虚血瘀证治以益气活血、消痞散结,用缩肝健脾汤加减;气滞血瘀证治以疏肝理气,活血化瘀,方用柴胡疏肝散合膈下逐瘀汤加减;热郁血瘀证治宜清解热毒、凉血化瘀,方用犀角地黄汤加减。

付月箫等认为肝纤维化常见的证型是气阴两虚、瘀血阻络、肝胆湿热、肝郁脾虚、肝肾阴虚 5 型。气阴两虚证基本治法为益气养阴,以六君子汤合沙参麦冬汤加减;瘀血阻络证基本治法为活血化瘀,以膈下逐瘀汤加减;肝胆湿热证基本治法为清热化湿,以茵陈蒿汤加味;肝郁脾虚证基本治法为疏肝健脾、理气解郁,以逍遥散加减;肝肾阴虚证基本治法为滋养肝肾,以一贯煎加减。

池晓珍等对 152 例确诊 CHB 肝纤维化患者进行中医证型研究发现,CHB 肝纤维化以肝郁脾虚证最常见。肝郁脾虚、湿热中阻、瘀血阻络、肝肾阴虚、脾肾阳虚是 CHB 肝纤维化由浅入深、由轻到重发展过程中的不同阶段,随着病情的加重,肝纤维化的程度逐渐增高。

其他如耿露芳等将本病分为肝郁脾虚、气滞血瘀、瘀热互结、脾肾两虚 4 型;石怀芝分为肝郁脾虚、脾肾阳虚、肝胆湿热 3 型;钱海青分为肝郁脾虚、气滞血瘀、肝阴不足、脾虚血亏、脾肾两亏 5 型;薛博瑜等分为肝郁脾虚、湿热蕴结、气滞血瘀、热毒瘀结、气阴两虚、肝肾阴虚 6 型,并认为热毒瘀结是肝纤维化的中心证型。卢良威等认为肝纤维化演变过程的常见证候有痰湿瘀血阻络证、肝郁脾虚痰湿内阻证、气阴两虚瘀热互结证、肝肾亏虚瘀血内阻证、湿热内蕴肝血瘀阻证。

罗小闯对 1984~2014 年近 30 年所有中医治疗肝纤维化文献的证候、方药进行整理统计,结果提示瘀血互结证、肝郁脾虚证、湿热瘀阻证为最常见的证型,最常用的方剂为活血化瘀剂、补益剂、理气剂,分别占 26.2%、19.2% 及 13.4%。

通过文献分析研究发现,目前众多的中药复方均是针对肝纤维化不同的病程阶段,在活血化瘀的基础上兼有其他中医治法。

关于肝纤维化中医辨证分型的规范化,在 2006 年 8 月《肝纤维化中西医结合诊疗指南》颁布之前,基本参照全国中西医结合消化委员会 1993 年制定的《肝硬化的临床诊断、中医辨证和疗效标准(试行)》,将肝硬化辨证分为肝气郁结(含肝胃不和、肝脾不调)、脾虚湿盛、湿热内蕴、肝肾阴虚、脾肾阳虚及血瘀 6 证型,并各证可以相兼。《肝纤维化中西医结合诊疗指南》认为肝纤维化的基本证型为气阴虚损、瘀血阻络,基本治法为益气养阴、活血化瘀,益气药可选用黄芪、白术、炙甘草等,养阴药可选用生地黄、沙

参、麦冬、白芍等,活血化瘀药可选用丹参、桃仁、当归、赤芍、川芎等。临床在基本证型和基本治法的基础上,分肝胆湿热、肝郁脾虚、肝肾阴虚 3 个证型,分别选茵陈蒿汤、逍遥散、一贯煎加减作为代表方剂。

笔者以为,辨证论治是中医的临床原则和特色优势,对肝纤维化的治疗,临床应该在遵循这一原则的基础上,结合现代研究进展,进行选方用药。抗肝纤维化中药首选活血化瘀,其实,活血化瘀法应贯穿肝炎治疗的始终,只是兼证治疗不同而已。

五、中药经验方抗肝纤维化研究及抗肝纤维化中药用药频率研究

各地经验方治疗肝纤维化的报道很多,其中不乏深入研究、影响广泛的组方。如著名肝病学家北京友谊医院王宝恩教授团队的"复方 861 合剂",由丹参、黄芪、陈皮、香附、鸡血藤等 10 味药组成,曾进行了大量的基础研究和多中心临床研究。其他如汉丹必妥冲剂(由汉防己、丹参、赤芍、败酱草、马蹄金、马鞭草等组成)等制剂也进行了较多基础和临床研究,具有一定影响。有些验方的组成可能没有完全公开,现将近几年报道验方组成简列如表 6-1。

表 6-1 部分验方组成

方 名	作 者	验 方 组 成
活血渗湿方	卢良威	丹参、赤芍、穿山甲、山慈菇、泽兰、水红花子、生黄芪、茯苓、巴戟天
复正软肝颗粒	周贤清	丹参、桃仁、当归、鳖甲
去纤软肝胶囊	杨 晴	丹参、赤芍、川芎、柴胡、冬虫夏草、鳖甲、生牡蛎
软肝抗纤合剂	赵 蕾	黄芪、丹参、赤芍、白术、茯苓、郁金、穿山甲、鳖甲、当归、泽兰
慢肝宁 2 号	程国才	黄芪、女贞子、牡蛎、灵芝、赤芍、丹参等
夏丹冲剂	张谷运	半夏、丹参、白术、茯苓、泽兰、瓜蒌、柴胡、枳壳、川芎、黄连、山楂
加味越鞠丸	邢 陆	苍术、栀子、川芎、甘草、香附、神曲、丹参、鳖甲、山楂、郁金、茵陈
益肝化纤汤	刘三都	赤芍、丹参、黄芪、鳖甲、茯苓、生地黄、泽兰、防己、柴胡、三七
抗纤化瘀汤	马翔华	当归、赤芍、黄芪、丹参、桃仁、虎杖、鳖甲、郁金、菖蒲、柴胡
疏肝健脾饮	任泽久	柴胡、白术、丹参、郁金、当归、鳖甲、黄芪、鸡内金、鸡血藤
软肝再生颗粒	王利东	水蛭、鳖甲、穿山甲、鸡内金、黄芪、白术、怀牛膝、郁金、枸杞子、虎杖
软肝煎	吴坤显	赤芍、郁金、红花、桃仁、白术、柴胡、党参、枸杞子、茯苓、丹参、鳖甲、黄芪
荣肝汤	付跃娟	党参、白芍、当归、环留行子、苍白术、木香、香附、佛手、山楂、茵陈、泽兰、牡蛎
抗纤散	丁体龙	丹参、鳖甲、白术、藿香、白芍、佩兰、紫苏梗
肝病 5 号胶囊	程志文	炮穿山甲、制鳖甲、参三七、鸡内金、水蛭等
复肝散	李安云	土鳖虫、鳖甲、胎衣、郁金、内金、当归、赤芍、丹皮、木香、陈皮、猪苓、人参、三七、八月扎
舒肝汤	尚建中	柴胡、赤芍、川芎、枳壳、香附、当归、桃仁、郁金、丹参、鳖甲、土鳖虫、水蛭

方　名	作　者	验　方　组　成
丙型肝炎1号	洪　宁	丹参、黄芪、赤芍、女贞子、桑寄生、何首乌、板蓝根、白花蛇舌草
软肝汤	李　刚	鳖甲、赤芍、当归、黄芪、黄芩、垂盆草
肝疏通胶囊	马羽萍	蚂蚁、鹿衔草、墨旱莲、全蝎、三七、败酱草、柴胡
软肝散	高　艳	鸡内金、鳖甲、参三七、红花、紫河车、高丽参
柔肝汤	刘云杰	制大黄、茵陈、金钱草、茯苓、败酱草、连翘、白芍、莪术、三棱、鳖甲、丹参、当归、白术、黄芪
健肝软坚丸	李鲜等	西洋参、鳖甲、虎杖、丹参、白术、苦参、郁金、五味子等
逐瘀祛邪补虚调治方	张绍俭等	丹参、姜黄、桃仁、莪术、柴胡、炙鳖甲、虎杖、栀子、地龙、绞股蓝、白花蛇舌草、炙黄芪、人参、炒白术、五味子、当归、草灵芝、炙甘草
刘豨逍遥五苓加减汤	杨彦昌	豨莶草、刘寄奴、茯苓、茵陈、泽兰、生白术、泽泻、郁金、白芍、香附、柴胡
软肝煎	徐祥涛等	丹参、赤芍、鳖甲、郁金、茜草、灵芝、炒白芍、茵陈、垂盆草、炙甘草
桃红化浊汤	陈香妮	佩兰、香薷、茵陈、白茅根、板蓝根、金钱草、青皮、郁金、薏苡仁、茯苓、炙鳖甲、鸡内金、红花、桃仁
黄白愈肝汤	刘少庭	黄芪、黄精、白术、白芍、丹参、九香虫、桂枝、枸杞子、三棱、莪术、麦芽、麦冬、鳖甲、延胡索、五味子
鳖甲大黄汤	黄盛新	鳖甲、黑蜂窝、丹参、大黄、茵陈、龙胆草、木香、白花蛇舌草、阿胶、柴胡
柔肝灵	蔡传运	黄芪、丹参、当归、汉防己、猪苓、莪术、炙鳖甲、炙甘草、木香
益气化纤汤	何山雾等	黄芪、鳖甲、川芎、丹参、虎杖、柴胡、白术、白芍、当归、蜂房、炙甘草、炮穿山甲、水蛭
扶正祛瘀方	车军勇等	党参、炒白术、茯苓、丹参、赤芍、鸡血藤、当归、鳖甲、莪术、虎杖、白花蛇舌草、苦参、炙草

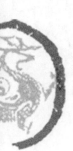

　　刘鸣昊等对2006～2010年101篇文献的肝纤维化中医证治用药规律进行研究发现，补虚药占所有用药中最大比例，用药频率为33.5%，活血化瘀药所占比例达到第2位，用药频率为23.9%。周语平采用统计学方法，对CNKI 1990-2010年中药抗肝纤维化25篇文献进行药物计算和分析，结果显示治疗肝纤维化所用中药共计97味，使用频次295味次；所用药物种类依次是补虚药、活血化瘀药、清热药、理气药、利水渗湿药，占总体用药的76.61%；药味以苦、甘、辛为主，累积频率达80.35%；药性以平、温、寒为主，累积频率达96.95%；归经以肝、脾、心、胃为主，累积频率达66.41%；高频次前10味中药是丹参、鳖甲、黄芪、柴胡、当归、白芍、白术、桃仁、甘草、茯苓。邢静研究最常用的5类药：补虚药、活血化瘀药、清热药、利湿药、解表药，累积频率84.92%，使用频率最高的是丹参、黄芪、赤芍、当归、鳖甲、柴胡、甘草、白术、茯苓、桃仁，与前两研究报道相近。

六、中西医联合抗肝纤维化的临床研究

　　病因治疗与抗肝纤维化干预的中西医结合治疗如下。

病因损害(如 HBV 复制)和纤维化是慢性肝病的主要病理环节,针对这两大环节,将抗病毒等病因治疗的西药与抗肝纤维化干预的中药相互结合,优势互补,以提高慢性肝病的临床疗效,这种抗病毒与抗肝纤维化"双抗"联合用药是近几年来针对乙型肝炎肝纤维化临床治疗的趋势,已初步发现"双抗"联合疗效优于单用抗病毒药物。唐礼端等进行 Meta 分析系统评价了 8 个核苷(酸)类似物联合扶正化瘀胶囊治疗 CHB 肝纤维化或肝硬化的 RCT 研究(合计 608 例),结果显示,核苷(酸)类似物联合扶正化瘀胶囊治疗后,患者血清肝纤维化标志物(HA、LN、PⅢP、Ⅳ-C)、肝功能和脾脏厚度的改善程度与对照组比较,差异有显著性意义,联合用药优于单用核苷(酸)类药物。刘金旭等观察了 IFN-α2b 联合扶正化瘀胶囊治疗 CHB 的疗效,发现联合治疗方案在改善肝功能及肝纤维化指标方面优于单用 IFN-α2b 者,表明抗病毒与抗肝纤维化联合应用可提高临床疗效。段雪琳等 Meta 分析了复方鳖甲软肝片联合恩替卡韦治疗 CHB 患者血清肝纤维化标志物的影响,共纳入 7 个临床随机对照试验,共 539 例患者,包括观察组 272 例,对照组 267 例。联合观察组血清 HA、LN、PCⅢ、Ⅳ-C 水平均较单用恩替卡韦组显著降低。贺娟等对复方鳖甲软肝片联合阿德福韦酯治疗 CHB 患者的疗效进行系统评价,共纳入 8 项 RCT 文章,合计 739 例 CHB 患者,结果显示联用组优于阿德福韦酯单用组。袁剑峰等系统评价了抗病毒药物联合安络化纤丸治疗乙型肝炎肝硬化的疗效,共纳入 6 篇 RCTs,纳入研究对象 543 例,其中联合用药组 294 例,普通用药组 249 例。结果显示,抗病毒药物联合安络化纤丸治疗乙型肝炎肝硬化可明显降低患者的 HA、LN 和 PⅢ 水平。王晨晓等通过收集安络化纤丸联合核苷(酸)类抗病毒药物治疗 CHB 肝纤维化的临床随机对照试验和半随机对照试验进行系统评价,共纳入 7 个临床试验,共计患者 590 例,经国际 Cochrane 协作网系统评价方法评价,结果发现安络化纤丸联合核苷(酸)类抗病毒药物组对比单用抗病毒药物组在改善肝纤维化和肝功能方面有一定的优势,联合用药可降低肝纤维化血清学标志物 HA、LN、Ⅳ-C 水平,改善 ALT、AST 水平,对降低 PⅢ 水平,减轻患者脾脏肿大程度和门静脉高压,提高血清 ALB 水平,降低 TBIL 含量的影响差异没有统计学意义。

这种"双抗"除使用抗肝纤维化中成药外,还有较多的以自拟经验方剂抗肝纤维化的。如石艳芬等观察血府逐瘀汤联合恩替卡韦治疗 CHB 肝纤维化的临床疗效。所有患者应用恩替卡韦,治疗组在对照组治疗的基础上给予血府逐瘀汤加减对症治疗。结果治疗组在血脂、肝功能等生化指标及 HBV-DNA 水平及 HBV-DNA 阴转率情况均明显优于对照组。这提示血府逐瘀汤加味配合恩替卡韦口服治疗 CHB 肝纤维化患者疗效显著。

······ 参 考 文 献 ······

[1] 孔媛媛,刘安迪,吴晓宁,等.病毒性肝炎肝纤维化/肝硬化治疗研究 Meta 分析文献的质量评价[J].肝脏,

2015,20(7):503-506.

[2] Volz T, Allweiss L, Ben M M, et al. The entry inhibitor Myrcludex B efficiently blocks intrahepatic virus spreading in humanized mice previously infected with hepatitis B virus[J]. J Hepatol, 2013, 58(5): 861-867.

[3] Meier A, Mehrle S, Weiss T S, et al. Myristoylated PreS1-domain of the hepatitis B virus L-protein mediates specific binding to differentiated hepatocytes[J]. Hepatology, 2013, 58(1): 31-42.

[4] Nkongolo S, Ni Y, Lempp F A, et al. Cyclosporin A inhibits hepatitis B and hepatitis D virus entry by cyclophilin-independent interference with the NTCP receptor[J]. J Hepatol, 2014, 60(4): 723-731.

[5] Belloni L, Allweiss L, Guerrieri F, et al. IFN-alpha inhibits HBV transcription and replication in cell culture and in humanized mice by targeting the epigenetic regulation of the nuclear cccDNA minichromosome[J]. J Clin Invest, 2012, 122(2): 529-537.

[6] Qi Y, Gao Z, Xu G, et al. DNA polymerase kappa is a key cellular factor for the formation of covalently closed circular DNA of hepatitis B virus[J]. PLoS Pathog, 2016, 12(10): e1005893.

[7] Yu W, Goddard C, Clearfield E, et al. Design, synthesis, and biological evaluation of triazolo-pyrimidine derivatives as novel inhibitors of hepatitis B virus surface antigen (HBsAg) secretion[J]. J Med Chem, 2011, 54(16): 5660-5670.

[8] Finnefrock AC, Tang A, Li F, et al. PD-1 blockade in rhesus macaques: impact on chronic infection and prophylactic vaccination[J]. J Immunol, 2009, 182(2): 980-987.

[9] 中华医学会肝病学分会,中华医学会感染病学分会.丙型肝炎防治指南[J].临床肝胆病杂志,2015,31(12): 1961-1979.

[10] PolS, Corouge M, Vallet Pichard A. Daclatasvir sofosbuvir combination therapy with or without ribavirin for hepatitis C virus infection: from the clinical trials to real life[J]. Hepat Med, 2016, 8: 21-26.

[11] Bonaventura A, Montecucco F. Sofosbuvir/velpatasvir: A promising combination[J]. World J Hepatol, 2016, 8(19): 785.

[12] Sabo J P, Kort J, Ballow C, et al. Interactions of the hepatitis C virus protease inhibitor faldaprevir with cytochrome P450 enzymes: In vitro and in vivo correlation[J]. J Clin Pharmacol, 2015, 55(4): 467-477.

[13] Everson G T, Towner W J, Davis M N, et al. Sofosbuvir with veIpatasvir jn treatment-naive noncirrhotic patients with genotype 1 to 6 hepatitis C virus infection: a randomized trial[J]. Ann Intem Med, 2015, 163(11): 818-826.

[14] Lawitz E, Poordad F, Wells J, et al. Sofosbuvir-velpatasvir-voxiIaprevir with or without ribavirin in DAA-exprienced patients with genotype 1 HCV[J]. Hepatology, 2017, 65(6): 1803-1809.

[15] Sato K, Gosho M, Yamamoto T, et al. Vitamin E has a beneficial effect on nonalcoholic fatty liver disease: a meta-analysis of randomized controlled trials[J]. Nutrition, 2015, 31(7-8): 923-930.

[16] Fiore E J, Bayo J M, Garcia M G, et al. Mesenchymal stromal cells engineered to PDGF produce IGF-I by recombinant adenovirus ameliorate liver fibrosis in mice[J]. Stem Cells Dev, 2015, 24(6): 791-801.

[17] A llameh A, Kazemnejad S. Safety evaluation of stem cells used for clinical cell in chronic liver diseases: with emphasize on biochemical markers[J]. Clin Biochem, 2012, 45(6): 385-396.

[18] 赵志付.中国现代名中医治疗肝胆病理法方药精选[M].北京:科学普及出版社,1992.

[19] 李泽鹏.脂肪肝的中医古籍文献研究[D].广州:广州中医药大学.2014.

[20] 罗国亮.黄疸的中医古代文献研究[D].广州:广州中医药大学.2011.

[21] 蔡高术.臌胀的中医古代文献研究[D].广州:广州中医药大学.2007.

[22] 陈国中,徐珊,张永生,等.肝纤维化相关病名探讨[J].江西中医药,2011,42(4):10-13.

[23] 谢玉宝,萧焕明,施梅姐,等.肝纤维化的中医药治疗进展[J].时珍国医国药,2016,27(3):703-706.

[24] 郑其进,李佑桥.肝纤维化中医药治疗临床探讨[J].中医学报.2010,25(148):432.

[25] 中国中西医结合学会肝病专业委员会.肝纤维化中西医结合诊疗指南[J].中华肝脏病杂志,2006,14(11): 1052-1056.

[26] 黄维良,许爱婷.肝纤维化中医病机及证治探讨[J].河南中医,2012,32(1):45,46.

[27] 张良登,孙晓红,魏玮,等.肝纤维化中医理论源流[J].世界中西医结合杂志,2014,9(3):300-304.

[28] 周洁,赵峻,陈拥军,等.中医活血法治疗肝纤维化进展[J].河南中医,2017,37(2):254-256.

[29] 徐文洋,吴若云,鲁玉辉.从"阳气窒闭,浊阴凝痞"探讨肝纤维化证治[J].亚太传统医药,2016,12(2):

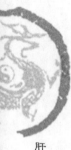
肝纤维化中西医结合诊疗的临床实践

60 - 62.

[30] 王菊,杨宇,王宝家,等.从"主客交"和"络病"论治肝纤维化的理论探讨[J].国医论坛,2015,30(2):9 - 11.

[31] 王中甫,宋素华,王玉中,等.慢性肝炎肝纤维化的中医症状聚类及分期[J].世界华人消化杂志,2010,18(11):1157 - 1162.

[32] 程亚伟,胡衡,杨华.中医辨治肝纤维化进展综述[J].山东中医杂志,2017,36(11):986 - 988.

[33] Elpek G.Cellular and molecular mechanisms in the pathogenesis of liver fibrosis:an update[J]. World J Gastroenteral,2014,20(23):7260 - 7276

[34] 禤传凤,罗伟生,陈国忠,等.中药活性成分干预肝纤维化分子信号通路的研究进展[J].中国药理学通报,2017,12:1638 - 1641.

[35] 秦冬梅,张钰,李莉.具有抗肝纤维化作用的植物药研究进展[J].世界华人消化杂志,2017.11:958 - 965.

[36] 吴菲,陈滨,李慧,等.中药复方治疗肝纤维化的研究进展[J].今日药学,2017,3:205 - 208.

[37] Dong S, Cai F F, Chen Q L, et al.Chinese herbal formula Fuzhenghuayu alleviates CCl_4-induced liver fibrosis in rats:a transcriptomic and proteomic analysis[J].Acta Pharmacol Sin. 2017.

[38] 李光全,黄奕雪,尹萍,等.中药复方抗肝纤维化药理作用研究进展[J].中药与临床,2016,2:95 - 98.

[39] 周洁,赵峻,陈拥军,等.中医活血法治疗肝纤维化进展[J].河南中医,2017,2:254 - 256.

[40] 谢晶日,朱岩,朱韦儒,等.中医药治疗肝纤维化机制的研究进展[J].中医药信息,2011,3:147 - 149.

[41] 王庆生,李绍民,冯澜.恩替卡韦联合逍遥散对肝纤维化肿瘤坏死因子TNF - α的影响[J].黑龙江医药科学,2016,39(1):84 - 86

[42] 张宁,方衡,王雪,等.逍遥散对实验性肝纤维化大鼠模型干预作用的代谢组学研究[J].药物分析杂志,2014,34(4):588 - 594

[43] 陈曦,牟璐璐,陈丹丹,等.逍遥散对肝纤维化大鼠模型抗纤维化作用及其机制研究[J].中药新药与临床药理,2014,25(3):241 - 244

[44] 王优丽,郎德海.逍遥散对肝纤维化大鼠肝脏保护作用的研究[J].中国现代医生,2011,49(36):27,28.

[45] 陈斌,徐嘉蔚,彭杰,等.基于逍遥散及其拆方研究"肝病实脾法"对肝纤维化大鼠肠道菌群的影响[J].临床肝胆病杂志,2016,32(4):657 - 662.

[46] 尚立芝,季书,王琦,等.柴胡疏肝散的抗肝纤维化作用研究[J].中药药理与临床,2014,30(5):8 - 11.

[47] 赵志敏,刘成海.中医药治疗肝纤维化研究进展[J].实用肝脏病杂志,2016,19(1):12 - 14.

[48] 中国中西医结合学会肝病专业委员会.肝纤维化中西医结合诊疗指南[J].中国中西医结合杂志,2006,26(11):1052 - 1056.

[49] 俞萍.丹参注射液抗肝纤维化的临床观察[J].中西医结合肝病杂志,2002,12(6):362.

[50] 雷任国,吴念宁.丹参对肝硬化纤维化指标及门脉内径的影响[J].广西医学,2001,23(4):746 - 747.

[51] 安峰,李生棣,刘宪玲.丹参对肝纤维化指标的影响[J].西北药学杂志,2001,16(8):25.

[52] 黄正明.丹参酮A联合苦参素抗肝纤维化43例临床观察[J].吉林医学,2010,31(31):5549,5550.

[53] 王守山.氧化苦参碱治疗慢性乙型肝炎对肝纤维化指标的影响[J].中国实用医药,2011,6(3):150.

[54] 舒德云,潘家梅,易荣辉.灯盏细辛注射液治疗慢性乙型肝炎肝纤维化45例[J].广东医学,2009,30(9):1377.

[55] 欧强,谭德明.单味中药抗肝纤维化研究进展[J].中成药.2006,28(11):1651 - 1653.

[56] 欧阳钦,曹家麟.苦参素与丹参联合抗慢性乙型肝炎肝纤维疗效分析[J].实用中西医结合临床杂志,2004,4(2):10.

[57] 曹荣,杨华芬.核糖核酸联合丹参注射液治疗慢性乙型肝炎30例[J].中西医结合肝病杂志,2003,13(2):111.

[58] 焦建中,康国瑜,陈林芬,等.苦参碱与丹参注射液联合治疗慢性病毒性肝炎85例[J].中西医结合肝病杂志,2003,13(1):38.

[59] 曹庆生,陈光煜,朱华.杠板归抗肝纤维化作用的研究进展[J].医学综述,2011,17(11):1680 - 1683.

[60] 刘平,胡义扬,刘成,等.扶正化瘀胶囊干预慢性乙型肝炎肝纤维化作用的多中心临床研究[J].中西医结合学报,2003,1(2):89.

[61] 吴秀美,曾常春.鳖甲软肝丸治疗慢性乙型肝炎肝纤维化患者的临床观察[J].中药新药与临床药理,2003,14(3):203 - 205.

[62] 吴春晓,陈燕鸿.复方鳖甲软肝片治疗肝纤维化疗效探讨[J].山东医药,2006,46(23):55.

[63] 龚启明,肖家诚,周霞秋.复方鳖甲软肝片治疗50例肝纤维化的临床研究[J].临床肝胆病杂志,2006,22(3):

196－198.

[64]　张正行,孙国兴.复方鳖甲软肝片联合丹参注射液治疗慢性乙型肝炎肝纤维化[J].临床医学,2008,28(11):114.

[65]　刘毅,黄自存.大黄䗪虫丸在肝纤维化治疗中的作用[J].中西医结合肝病杂志,1996,6(4):40.

[66]　戎云清.大黄䗪虫丸联合复方丹参滴丸治疗慢性乙型肝炎肝纤维化疗效观察[J].现代中西医结合杂志,2010,19(33):4290.

[67]　赵治友,姚真敏,钟庆平,等.中药鳖甲煎丸抗肝纤维化作用的临床研究[J].中西医结合肝病杂志,2001,11(3):136.

[68]　谢鸿昌,吴昊星,程建书.鳖甲煎丸治疗血吸虫病肝纤维化临床观察[J].湖北中医杂志,2012,34(9):37.

[69]　余会元.安络化纤丸治疗慢性乙型肝炎肝纤维化 35 例[J].中西医结合肝病杂志,2003,13(4):240.

[70]　黄其文.安络化纤丸对慢性肝炎患者肝纤维化指标的影响[J].中西医结合肝病杂志,2004,14(4):206.

[71]　高凤琴,李煜国,田丽婷,等.参珠胶囊治疗慢性乙型肝炎肝纤维化 174 例[J].中西医结合肝病杂志,2001,11(6):366.

[72]　覃后继.甘利欣与香丹注射液合用对慢性乙型肝炎肝纤维化的影响[J].中西医结合肝病杂志,2001,11(1):15.

[73]　成娟,蔡文辉,朱云杰.肝苏颗粒联合复方丹参片治疗肝纤维化 28 例[J].中西医结合肝病杂志,2001,11(5):301.

[74]　方平,舒庄,赵淑芬.柔肝清肠法治疗慢性乙型肝炎肝纤维化 40 例[J].中西医结合肝病杂志,2003,13(4):242.

[75]　邓耀泽.柴胡疏肝散加减治疗肝纤维化的临床研究[J].中国国际医学杂志,2013,8(3):254,255.

[76]　占伯林,陈亮,徐韶敏,等.道遥散加减治疗慢性乙型肝炎疗效分析[J].实用中医药杂志,2013,29(5):333,334.

[77]　陈丹丹,龚作炯.小柴胡汤治疗慢性乙型肝炎肝纤维化的临床研究[J].现代中西医结合杂志,2011,20(31):3928－3930.

[78]　王付,尚立芝,苗小玲,等.四逆散加味治疗肝纤维化临床疗效观察[J].中医药通报,2012,11(1):42－44.

[79]　谢绍武.中医药治疗慢性乙型肝炎肝纤维化研究进展[J].中医药临床杂志,2012,24(12):1235－1239.

[80]　王志武.肝炎肝纤维化的中医诊治[J].当代医学,2009,15(27):155.

[81]　付月箫,谷灿立.肝纤维化的辨治思路探讨[J].光明中医,2008,23(10):1430.

[82]　池晓玲,萧焕明.慢性病毒性乙型肝炎肝纤维化的中医证候特点探讨[J].世界中医药,2007,2(4):211.

[83]　耿露芳,冯利.浅析中医对肝纤维化的认识及治疗[J].中医药研究,2001,17(2):61.

[84]　石怀之.辨证施治治疗肝纤维化[J].北京中医杂志,2002,21(3):191.

[85]　钱海青.辨证治疗肝炎后肝纤维化[J].浙江中医杂志,1998,33(12):558.

[86]　薛博瑜,顾学兰.肝纤维化的病机认识和辨证论治[J].南京中医药大学学报(自然科学版),2001,17(2):76.

[87]　卢良威,娄国强.肝纤维化的证治规律研究[J].浙江中医学院学报,2004,28(4):1,2.

[88]　罗小闯.近 30 年肝纤维化中医证候及方药规律分析[J].中医学报,2015,30(6):891.

[89]　危北海,张育轩.肝硬化的临床诊断、中医辨证和疗效评定标准(试行)[J].中国中西医结合杂志,1994,14(4):237.

[90]　周贤清.复正软肝颗粒治疗肝纤维化的临床研究[J].中西医结合肝病杂志,2001,11(6):335.

[91]　杨晴,颜迎春.去秤软肝胶囊治疗乙型肝炎肝纤维化 38 例[J].中西医结合肝病杂志,2001,11(5):300.

[92]　赵蕾,李平,邵玉荣,等.软肝抗纤合剂治疗肝炎肝纤维化 62 例.[J]中西医结合肝病杂志,2002,12(5):301.

[93]　程国才.慢肝宁 2 号抗肝纤维化临床观察[J].中西医结合肝病杂志,2002,12(4):244,245.

[94]　张谷运,王瑞科.夏丹冲剂对脂肪肝患者肝纤维化指标的影响[J].中西医结合肝病杂志,2003,13(5):299,300.

[95]　邢陆,杨殿荣.加味越鞠丸合甘利欣注射液治疗乙型肝炎肝纤维化 46 例[J].中西医结合肝病杂志,2002,12(3):177,178.

[96]　刘三都,舒德云,杨庆坤.益肝化纤汤治疗慢性乙型肝炎肝纤维化 50 例[J].中西医结合肝病杂志,2004,14(4):237,238.

[97]　马翔华.抗纤化瘀汤联合甘利欣治疗慢性乙型肝炎肝纤维化血清学指标观察[J].中西医结合肝病杂志,2004,14(4):238,239.

[98]　任泽久,柯昌征,龚钰清,等.疏肝健脾软坚合剂抗肝纤维化的临床疗效探讨[J].中西医结合肝病杂志,2004,

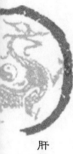

肝纤维化中西医结合诊疗的临床实践

14(5)：270,271.

[99]　王利东.软肝再生颗粒治疗慢性乙型肝炎肝纤维化临床研究[J].中国中医药信息杂志,2004,11(8)：672,673.

[100]　吴坤显,蓝柳贵,房显辉.软肝煎治疗慢性乙型肝炎肝纤维化60例疗效观察[J].新中医,2004,36(2)：39,40.

[101]　付跃娟.荣肝汤治疗慢性乙型肝炎肝纤维化52例[J].中西医结合肝病杂志,2004,14(1)：56,57.

[102]　程志文,潘泰川.肝病5号胶囊治疗肝炎肝纤维化的临床研究[J].中西医结合肝病杂志,2005,15(4)：206-208.

[103]　丁体龙,马勇,严家春,等.抗纤散在慢性乙型肝炎抗纤维化治疗中的作用研究[J].中西医结合肝病杂志,2004,14(3)：138,139.

[104]　李安云,乔玉香,刘以伦.复肝散治疗乙型肝炎肝纤维化82例[J].中西医结合肝病杂志,2004,14(3)：171,172.

[105]　尚建中,张正行.舒肝汤治疗乙型肝炎后肝硬化门静脉高压症23例临床研究[J].中医杂志,2001,42(3)：167,168.

[106]　洪宁,郑健,许少峰,等.丙型肝炎Ⅰ号抗肝纤维化的临床研究[J].江西中医药大学学报,2002,14(3)：36.

[107]　李刚.软肝汤治疗慢性肝炎后肝纤维化的临床观察[J].上海中医药杂志,2002,36(5)：15-17.

[108]　马羽萍,赵玲,黄小正.薛泱洪主任医师治疗肝炎肝硬化的经验[J].陕西中医,2001,22(1)：35,36.

[109]　高艳.软肝散治疗早期肝硬化的疗效观察[J].时珍国医国药,2011,22(7)：1800,1801.

[110]　刘云杰.柔肝汤治疗肝纤维化和肝硬化随机平行对照研究[J].实用中医内科杂志,2015(9)：50,51.

[111]　王光昀,李鲜,李波.健肝软坚丸治疗肝纤维化临床研究[J].中医学报,2017,32(7)：1269-1272.

[112]　张绍俭,程小平.自拟逐瘀祛邪补虚调治方治疗慢性肝病肝纤维化的临床观察[J].世界中西医结合杂志,2013,8(4)：383-387.

[113]　杨彦昌.中医药治疗慢性乙型肝炎肝纤维化的疗效观察[J].临床医药文献电子杂志,2016,3(7)：1250,1251.

[114]　徐祥涛,刘丽娜,孙志广,等.自拟软肝煎治疗慢性乙型肝炎纤维化正虚血瘀证45例疗效观察[J].云南中医中药杂志,2016(12)：70,71.

[115]　陈香妮,郝建梅,杨震.自拟桃红化浊汤治疗肝纤维化湿热内蕴型的临床观察[J].云南中医中药杂志,2013,34(7)：44,45.

[116]　刘少庭,李向波,官春,等.黄白愈肝汤治疗乙型肝炎肝纤维化的临床疗效观察[J].内蒙古中医药,2013,32(20)：4.

[117]　黄盛新.自拟鳖甲大黄汤治疗乙型肝炎肝纤维化患者108例临床观察[J].中国医药指南,2010,8(8)：87,88.

[118]　蔡传运,原海珍,王新梅,等.柔肝灵颗粒治疗慢性乙型肝炎肝纤维化36例[J].陕西中医药大学学报,2010,33(5)：36,37.

[119]　何山雾,范先枝,张海福.自拟益气化纤汤治疗慢性肝炎肝纤维化30例[J].现代中医药,2010,30(3)：30,31.

[120]　车军勇,邵铭,薛博瑜.扶正祛瘀方抗肝纤维化的临床疗效观察[J].河南中医,2008,28(7)：56,57.

[121]　刘鸣昊,薛博瑜.近5年来肝纤维化中医证治用药规律的文献研究[J].中国实验方剂学杂志,2011,17(18)：279-282.

[122]　周语平,王文萍.中医药治疗肝纤维化经验规律研究[J].中华中医药学刊,2012(4)：692,693.

[123]　邢静,杨利超,刘西洋,等.中医药治疗慢性乙型肝炎肝纤维化用药规律[J].山西中医,2015,31(3)：50,51.

[124]　唐礼瑞,郭涛,陶艳艳,等.扶正化瘀胶囊联合核苷(酸)类药物治疗慢性乙型肝炎肝纤维化的初步系统评价[J].中西医结合肝病杂志,2013,23(3)：183-187.

[125]　刘金旭,陈文梅.IFN-α2b联合扶正化瘀胶囊治疗慢性乙型肝炎疗效观察[J].肝脏,2012,17(2)：140-142.

[126]　段雪琳,黎桂玉,李树民,等.复方鳖甲软肝片联合恩替卡韦对慢性乙型肝炎血清肝纤维化标志物影响的Meta分析[J].中国医院药学杂志,2015,35(19)：1762-1765.

[127]　贺娟,徐贵丽.复方鳖甲软肝片联合阿德福韦酯治疗慢性乙型肝炎肝纤维化疗效的系统评价[J].中国药房,2010(44)：4198-4201.

[128]　袁剑峰,江应安,张翠芳,等.抗病毒药物联合安络化纤丸治疗乙型肝炎肝硬化疗效Meta分析[J].传染病信

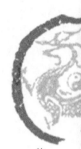

息,2013,26(5):288-291.

[129] 赵志敏,刘成海.中医药治疗肝纤维化研究进展[J].实用肝脏病杂志,2016,19(1):12-15.

[130] 王晨晓,罗伟生,郭潇,等.安络化纤丸联合核苷(酸)类药物治疗慢性乙型肝炎肝纤维化的系统评价[J].中国实验方剂学杂志,2015,21(7):203-209.

[131] 石艳芬,卢燕许,祝玉清.血府逐瘀汤联合恩替卡韦治疗慢性乙型肝炎肝纤维化临床观察[J].河南中医,2013,33(6):897,898.

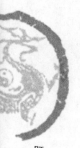

肝纤维化中西医结合诊疗的临床实践